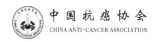

中国抗癌协会
CHINA ANTI-CANCER ASSOCIATION

ASCT技术

中国肿瘤整合诊治技术指南（CACA）

CACA TECHNICAL GUIDELINES FOR HOLISTIC INTEGRATIVE MANAGEMENT OF CANCER

2023

丛书主编：樊代明

主　　编：邱录贵　纪春岩　王建祥

　　　　　李建勇　肖志坚　马　军

U0244946

天津出版传媒集团

天津科学技术出版社

图书在版编目(CIP)数据

ASCT技术 / 邱录贵等主编. —— 天津：天津科学技术出版社, 2023.2
("中国肿瘤整合诊治技术指南(CACA)"丛书 / 樊代明主编)
ISBN 978-7-5742-0833-9

Ⅰ.①A… Ⅱ.①邱… Ⅲ.①肿瘤—治疗 Ⅳ.①R730.5

中国国家版本馆 CIP 数据核字(2023)第030979号

ASCT技术
ASCT JISHU

策划编辑：方　艳
责任编辑：张建锋
责任印制：兰　毅

出　　版：天津出版传媒集团
　　　　　天津科学技术出版社
地　　址：天津市西康路35号
邮　　编：300051
电　　话：(022)23332390
网　　址：www.tjkjcbs.com.cn
发　　行：新华书店经销
印　　刷：天津中图印刷科技有限公司

开本 787×1092　1/32　印张6.875　字数100 000
2023年2月第1版第1次印刷
定价：76.00元

编委会

丛书主编

樊代明

主　编

邱录贵　　纪春岩　　王建祥　　李建勇　　肖志坚　　马　军

副主编（以姓氏拼音为序）

韩明哲　　黄慧强　　姜尔烈　　孙佳丽　　解文君　　张　曦
朱　军　　邹德慧

学术秘书

邹德慧　　庞爱明　　叶静静

编　委（以姓氏拼音为序）

安　刚	白元松	蔡　真	陈洁平	陈　彤	陈文明
邓　琦	丁凯阳	董玉君	杜　鹃	杜　新	范　磊
冯　茹	冯四洲	付　蓉	傅琤琤	傅卫军	高春记
高广勋	高　力	郭鹏程	韩明哲	何爱丽	贺鹏程
侯　健	胡建达	胡　炯	胡亮钉	胡晓霞	胡永仙
化罗明	黄海雯	黄洪晖	黄慧强	黄　亮	黄文荣
黄晓兵	纪春岩	江　明	江松福	姜尔烈	姜中兴
景红梅	赖　洵	李炳宗	李　菲	李建勇	李　剑
李　娟	李莉娟	李乃农	李　强	李文倩	李午平

李昕	李玉华	李振宇	梁爱斌	刘传芳	刘海生
刘丽宏	刘利	刘林	刘鹏	刘澎	刘薇
刘卫平	刘晓萌	刘耀	刘元波	陆佩华	罗军
马军	马梁明	马艳萍	毛敏	牛挺	欧阳桂芳
庞爱明	彭宏凌	钱军	钱文斌	邱录贵	宋献民
宋永平	苏丽萍	孙春艳	孙佳丽	孙秀丽	谭业辉
陶荣	滕清良	田菲	王椿	王峰蓉	王福旭
王荷花	王季石	王建祥	王亮	王玲	王三斌
王树叶	王雯	王小沛	王欣	王亚非	王一
王昭	王志国	魏旭东	吴剑秋	吴涛	吴彤
夏凌辉	夏忠军	肖志坚	解文君	邢宏运	徐兵
徐丽	徐雅靖	徐燕	闫金松	颜晓菁	杨海燕
杨建民	杨威	姚红霞	叶静静	易海	曾庆曙
曾云	张会娟	张会来	张敬东	张清媛	张曦
张义成	赵洪国	郑亚伟	周辉	周泽平	周征
朱军	朱小玉	朱雄鹏	朱尊民	邹德慧	

目录 Contents

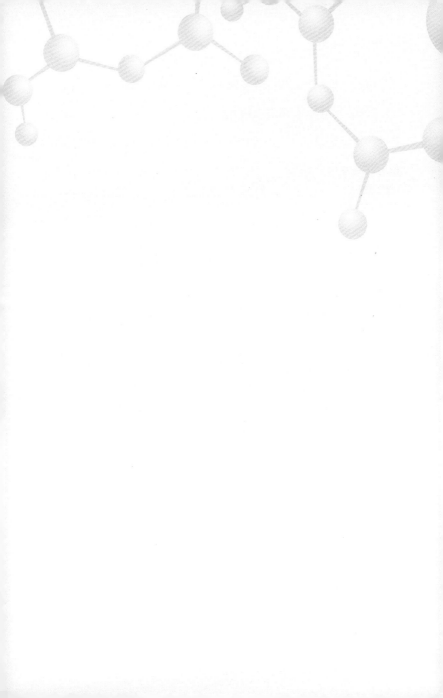

自体造血干细胞移植（ASCT）技术概述

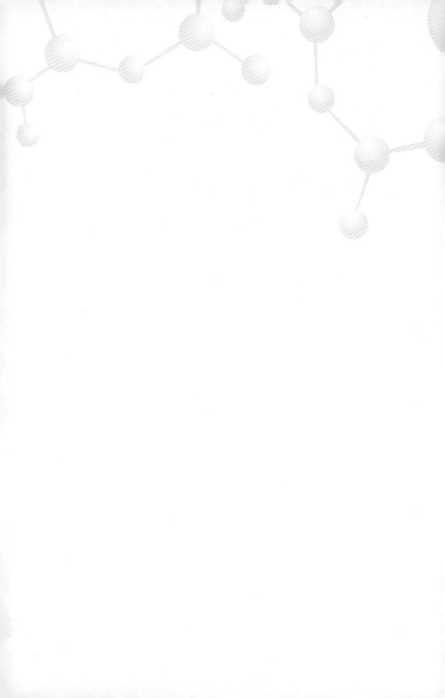

一、技术现状

造血干细胞移植（hematopoietic stem cell transplantation，HSCT）是利用造血干细胞具有自我更新、多向分化和归巢功能来重建受者造血和/或免疫功能以实现治疗的一种现代治疗技术，是恶性血液病、造血功能衰竭性疾病、遗传性血液病和代谢性疾病的重要治疗方式，有时甚至是唯一有效治疗。HSCT至今已经历60余年发展，是最为经典和成熟的干细胞临床应用方案。HSCT按照造血干细胞的供体来源分为来源于健康供体的异体造血干细胞移植（allo-SCT）和来源于患者自身的自体造血干细胞移植（autologous HSCT，ASCT）。ASCT具有不受供者限制、移植后恢复快、合并症少、生活质量好、年龄限制较少等优点，是治疗淋巴瘤、多发性骨髓瘤及急性白血病等血液肿瘤及部分实体瘤、自身免疫疾病的重要手段。利用基因编辑技术，ASCT也已成功用于遗传性疾病如地中海贫血的治疗。

ASCT作为一种成熟治疗技术，自20世纪80年代起逐渐发展，现已广泛用于临床。在欧美等发达国家，ASCT病例数占所有HSCT的60%~70%，明显多于allo-SCT。例如，2020年美国开展HSCT共19883例，其中

第一章 自体造血干细胞移植（ASCT）技术概述

ASCT 11557 例，占 58.1%。欧洲骨髓与血液移植登记处（EBMTR）报告 2017 年共登记 ASCT 23945 例，占全部 HSCT 近 2/3。但 ASCT 在我国开展不甚理想。据中国造血干细胞移植登记组数据，2020 年我国登记 HSCT 13415 例，ASCT 仅 3371 例，占比不到 30%。2021 年中国临床肿瘤学会（CSCO）ASCT 工作组从全国 211 家移植中心共登记 5221 例 ASCT。说明我国 ASCT 病例无论从绝对数量或在 HSCT 中占比均显著落后于欧美国家。除了与我国血液肿瘤疾病构成比与西方国家不同外，主要原因是我国血液科特别是肿瘤科医生对 ASCT 在淋巴瘤和骨髓瘤中的重要地位和作用认识不足。目前我国每年新增淋巴瘤患者近 10 万例，多发性骨髓瘤 2 万例以上，且淋巴瘤和骨髓瘤患者发病年龄明显低于欧美国家，理论上适合 ASCT 患者比例应更高。与淋巴瘤和骨髓瘤领域不断涌现的昂贵新药相比，ASCT 具有疗效更确切、总体治疗费用低、并发症少、对硬件设施及医疗团队标准要求相对较低等优点。因此，ASCT 在淋巴瘤、多发性骨髓瘤及部分急性白血病整合治疗中具有重要地位，在我国具有巨大发展空间。

我国幅员辽阔，医疗水平与经济发展不均衡，尤其是一些医疗水平及经济相对落后地区具有更多ASCT医疗需求，如能规范开展ASCT，将使更多患者获得治愈或延长生存。目前，国内主要的HSCT中心均以allo-SCT为主，开展ASCT医疗机构常较分散，而且由于缺乏完整ASCT相关指南和推广应用体系，各单位技术水平参差不齐，影响了ASCT更优质、更广泛开展。为进一步推动ASCT在我国的推广和规范应用，提高ASCT临床疗效，特制定本指南，以推动我国HSCT事业整体发展。

二、历史沿革

（一）国际发展

ASCT自20世纪50年代末开始用于临床。暴露于高剂量辐照和（或）高剂量控瘤药物的患者对细胞回输的需求，催生了储存自体造血干细胞的概念。从动物实验中确定了二甲基亚砜作为造血干细胞冷冻保存的保护剂，至今仍是冷冻保存干细胞的首选。最初用于临床的预处理方案主要包含高剂量辐照和（或）烷化剂。1959-1962年，欧美国家报告了首批ASCT，多数患者为非霍奇金淋巴瘤（NHL）或霍奇金淋巴瘤患者（HL），大多数患者造血功能得到恢复。1976年法国的Norbert-

第一章 自体造血干细胞移植（ASCT）技术概述

Claude Gorin 成功实施了首例急性髓系白血病（AML）患者的自体骨髓移植（autologous bone marrow transplantation，ABMT）。通过对剂量递增控瘤药组合的探索，1978 年 Appelbaum 等运用高剂量化疗联合自体造血干细胞移植（HDT/ASCT）治疗复发/难治 NHL 得到成功，方案得到广泛推广，是当时肿瘤内科治疗领域最重要进展。随后 Philip 等开展 PARMA 前瞻对照试验证实 ASCT 在化疗敏感复发/难治 NHL 中有良好效果，使 ASCT 更加广泛用于血液系统疾病患者。

（二）国内发展

中国 ASCT 肇始于 1986 年，由中国医学科学院血液病医院（中国医学科学院血液学研究所）严文伟教授成功实施中国首例急性白血病的 ABMT。1989 年中国医学科学院肿瘤医院内科完成我国首例 ABMT 治疗恶性淋巴瘤患者。作为中国最早开展 ASCT 的单位，严文伟教授 1988 年牵头成立了中国 ABMT 协作组，1989 年至 1992 年连续举办四届全国自体骨髓瘤移植学习班，并于 1994 年和 1996 年主办两届全国相关学术大会，为 HSCT 特别是 ASCT 在全国推广培养了队伍，奠定了技术基础。

国内学界不断创新，韩明哲、邱录贵教授将严文伟教授ASCT理论体系进一步发展完善并推广应用于各种血液肿瘤的临床治疗；韩忠朝教授首创ASCT治疗下肢缺血性疾病新技术；程涛教授牵头"造血干细胞维持、衰老与再生的调控机制研究"等。经过几代人持续努力，我国在ASCT工作的临床诊疗、基础研究等方面取得了长足的进步。

三、技术进展

据欧洲骨髓移植协作组织（european group of blood and marrow transplantation，EBMT）和国际骨髓移植登记中心（center for international blood and marrow transplant research，CIBMTR）统计，自1990年中期以来，随着各项ASCT治疗临床试验结果公布，该疗法适应证、疗效和风险得到进一步验证，ASCT数量迅速增多，很快超过allo-SCT的数量，主要适应证为多发性骨髓瘤和淋巴瘤，部分成人急性白血病和对化/放疗敏感的实体瘤。ASCT蓬勃发展得益于其技术的发展。

（一）外周血造血干细胞动员及采集技术

20世纪90年代中期，以重组人粒细胞集落刺激因子（rhG-CSF）为代表的造血生长因子成功用于临床，发现G-CSF等可将骨髓中造血干细胞（HSC）动员释放至外周血，使外周血中含量稀少的HSCs增高近十倍，通过体外血细胞自动分离机可采集充足的HSCs用于移植，从而使外周血干细胞移植（peripheral blood stem cell transplant，PBSCT）成为可能。与骨髓移植（bone marrow transplant，BMT）相比，PBSCT具有对供者损伤及影响小、移植后造血和免疫功能重建快、可减少移植后抗感染及输血支持、缩短住院时间等优点，很大程度上克服了BMT的不足，从而替代BMT成为HSCT领域一次技术飞跃。此外，进行ASCT肿瘤患者由于既往放/化疗导致骨髓损伤，10%~20%单用G-CSF或化疗联合G-CSF不能动员足够数量的CD34+细胞。2008年研究显示，对应用化疗联合G-CSF动员HSCs效果差的非霍奇金淋巴瘤、霍奇金淋巴瘤和多发性骨髓瘤患者，通过CXCR4拮抗剂普乐沙福联合G-CSF可采集到理想数量的HSCs，该药先后在国外及国内上市并获广泛临床应用。

（二）减少复发的探索

不论是从骨髓采集还是从外周血分离，所获自体造血干细胞中都含有克隆性瘤细胞可能引起肿瘤复发。众多研究对 ASCT 的"净化"开展了大量工作，不断改良预处理方案，受益于免疫组化、分子生物学、基因标记等技术进步而快速发展的微小残留病灶（MRD）检测，造血干细胞阴性或阳性分选等系列技术进步，使 ASCT 安全性和疗效显著提高，临床应用日益广泛。最终，通过 ASCT 获得疾病缓解后，学界还在积极寻求巩固治疗方案，包括维持性化疗、细胞因子、单抗、对病灶局部放疗等，提高 ASCT 疗效。

（三）ASCT 在非血液肿瘤中的应用

治疗药物剂量强化的理论基础促使了 ASCT 在非血液肿瘤中的应用。20 世纪 90 年代早期，HDT/ASCT 在乳腺癌中的应用大幅增加，在曲妥珠单抗上市前 ASCT 是广泛转移 Ⅳ 期乳腺癌及非广泛转移高危乳腺癌的重要治疗手段之一。其他应用 ASCT 治疗实体瘤主要是神经母细胞瘤和睾丸癌等，2011 年 CIBMTR 统计数据占 ASCT 的 5%~10%，2022 年 EBMT 登记过去 5 年内接受 ASCT 的实体瘤超过 7000 例。

20 世纪 90 年代中期开始出现了针对自身免疫性疾病的 ASCT 治疗，EBMT 随后成立了自身免疫性疾病工作组（ADWP），ADWP 数据库在 1994-2021 年内记录了 3502 例接受 ASCT 的自身免疫性疾病患者，主要适应证包括多发性硬化症（MS）、系统性硬化症（SSc）、克罗恩病（CD）、炎症性关节炎和系统性红斑狼疮（SLE）。

第二章

技术原理

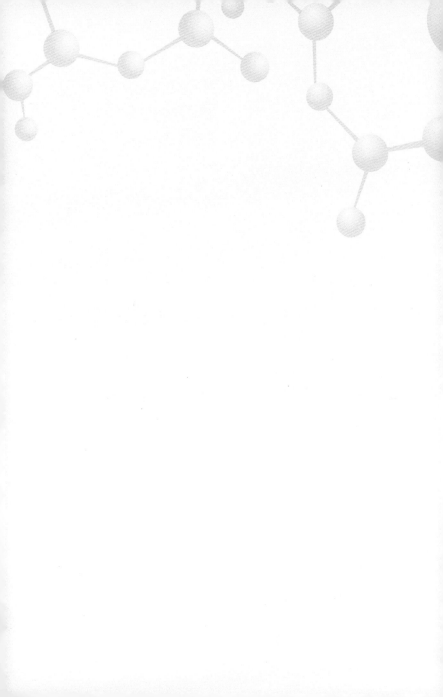

ASCT治疗基本原理是，利用细胞毒性化疗/放疗剂量效应，在其他脏器功能可耐受剂量范围内，最大限度清除患者瘤细胞、异常克隆细胞，阻断发病机制，通过输注保存的自体造血干细胞使经受大剂量放化疗后的患者重建/恢复造血和免疫功能，从而使疾病达到更深度缓解，延长生存提高治愈率。

一、造血干细胞（HSCs）的生物学特点

HSCT应用的基础是造血干细胞生物学研究。1961至1963年间，TILL等和BECKER首先在移植小鼠脾脏中观察到集落形成单位，随即定义功能性造血干细胞（hematopoietic stem cells，HSCs）。在传统造血分化树模型中，造血干细胞位于顶端，能分化为共同淋巴祖细胞（common lymphoid progenitor，CLP）和共同髓系祖细胞（common myeloid progenitor，CMP），从而产生各种类型血细胞，构建造血系统，为罹患恶性造血系统疾病患者提供再生医学（移植）治疗的可能。HSCs具有自我更新（self-renewal）和多向分化（multi-lineage differentiation）能力、在受到损伤等应激或病理情况下可发生凋亡（apoptosis）、在稳态条件下大部分保持静息状态（resting mode）；此外HSC具较强运动迁移（Trafficking）

能力，以上被称为"SMART"模型，能维持干细胞内稳态。这些特性为HSC生理学提供了功能基础，也是临床治疗性HSC应用的理论所在。

（一）HSCs自我更新及多向分化能力

在单细胞水平，HSCs有两种截然不同自我更新机制：不对称分裂和对称分裂。在稳态条件下，HSCs以不对称分裂为主，但仍保留对称分裂的能力，能在必要时恢复损伤的干细胞库，也是干细胞移植后造血重建的基础。HSCs自我更新分裂方式受内源性和外源性共同调控。内源性调控包括经典信号通路（如Notch和Wnt信号通路）和关键转录调控因子（如FoxO和HoxB4），此外一些非编码RNA基因的敲除也会阻碍造血重建。外源性调控主要涉及HSCs所处的造血微环境，后者是由一系列细胞、细胞因子及细胞外基质等多种组分构成的复杂结构。DiMascio等发现，造血微环境中骨髓脂肪细胞能通过分泌生长因子促进造血干细胞增殖。体外研究表明高水平血小板生成素（thrombopoietin，TPO）结合低水平干细胞因子（stem cell factor，SCF）和纤维连接蛋白（fibronectin，FN）细胞因子可促进功能性小鼠造血干细胞的扩增。此外，代谢产物活性氧（reactive oxygen species，ROS）则通过直接作用于受体骨髓微环境来调节HSCs的自我更新。除自我更新能力外，造血干细胞能维持长期多谱系造血重建和自我更新能力，这也是干细胞移植的基础之一。长期造血干细胞（LT-HSC）下游的短期造血干细胞（ST-HSC）较之则功能受限，而再下游的多能祖细胞（MPP）不具备自我更新能力，转而分化为CLP和CMP，前者主要向B系祖细胞、T系祖细胞和部分NK祖细胞和树突状细胞分化，最终形成各系成熟的终末分化细胞；而后者则先分化为粒细胞-巨噬细胞祖细胞（GMP）和巨核细胞-红细胞祖细胞（MEP），并进一步向下游的单核祖细胞、巨噬前体细胞和红系祖细胞分化，进而成熟为各系功能细胞。

（二）移植后供体HSCs的运动迁移

HSCs经静脉回输后通过外周循环归巢至相对固定的造血微环境，并对骨髓微环境中细胞因子等做出应答。Oostendorp等发现HSCs回输2小时后，只有约3%的干细胞还存留于外周血中，35%分布于骨髓、肝、脾中，随后外周血、肝、脾中的干细胞逐渐减少，骨髓中的干细胞逐渐增加，这也提示骨髓造血组织是主要的归巢部位。HSCs的归巢是多步骤的级联效应过程，由多种黏附分子和趋化因子介导，涉及HSCs与多种微环境成分间的相互作用；如SDF-1α/CXCR4信号传导在诱导干细胞归巢中至关重要，前列腺素E2（prostaglandin E2，PGE2）、1-磷酸鞘氨醇（sphingosine-1-phosphate，S1P）等能通过调控该信号途径促进HSCs归巢，某些胞外核苷酸（如ATP、UTP），某些离子（如Ca^{2+}、H^+）也能促进HSCs归巢，此外，低氧环境能抑制ROS产生，同时抑制GSK3-β信号通路等均可从细胞代谢角度促进HSCs归巢。HSC借助自身特异性表达的细胞黏附分子（cell adhesion molecule，CAM）与髓窦微血管内皮细胞接触，并穿越内皮孔径进入血管外间隙与骨髓微环境完成初始归巢，初始归巢后HSC进一步通过细胞黏附分子与细胞因子间的作用，结合并定植于骨髓造血微环境的基质细胞和ECM，并在所分泌的细胞因子调控下增殖与分化，进一步重建造血系统。借助单细胞测序技术，董芳等率先描述干细胞移植后供体HSCs于受体骨髓归巢并增殖、分化甚至重建造血系统的过程，发现归巢后供体HSCs的转录组立即发生改变（第1天），但直到第7天才观察到供体HSCs的扩增。移植早期的供体HSCs快速下调自我更新相关基因组，反而在早期阶段通过转录程序迅速表达出 MPPs 和谱系定向祖细胞（committed progenitors，CPs）的基因特征，同时伴有少量巨核/红系（megakaryocyte-erythrocytes，MEs）和髓系前体细胞（granulocyte-monocyte-macrophages，GMs）出现。后期，供体来源细胞中残存的 HSCs 主要转化为 tHSC1 和 tHSC2：移植后的 tHSC1 与稳态下 tHSC1 相比细胞周期更加静息，分化潜能下降，处于一种"reserved HSC"状态；而 tHSC2 在移植后细胞周期比稳态下更加活跃，向髓系、巨核/红系的分化潜能增强，处于一种"primed HSC"状态；最终 tHSC 在造血微环境调控下完成造血系统重建。

HSCs 的初始归巢和增殖分化极大影响造血干细胞移植预后，对供体 HSCs 回输后的生物学行为及相关调控因素的探究对临床造血干细胞移植具有重要指导意义。

二、预处理方案设计

（一）控瘤治疗的剂量效应关系及对器官功能的毒性

控瘤药物剂量与瘤细胞杀伤率间呈剂量-效应正相关。但由于多数控瘤药物特异性差，杀伤瘤细胞同时也造成正常 HSCs 的损伤，抑制正常造血，引起感染、贫血、出血等合并症，故造血毒性成为限制常规化疗药剂量的主要因素。ASCT可克服放/化疗等控瘤治疗对造血系统的毒性作用，在人体其他器官功能可耐受情况下，先通过提高放/化疗的剂量，最大限度清除瘤细胞，后输注干细胞来重建造血，通过提高放/化疗的剂量，最大限度地清除瘤细胞，后输注干细胞来重建造血，防止大剂量放/化疗对造血系统的剂量限制性毒性。

移植前预处理是指在输注HSCs前对患者进行大剂量放/化疗，预处理效果遵循剂量-效应曲线，因此主要采取高剂量预处理方案。此外，预处理不仅要有效杀伤瘤细胞，同时要减少毒副作用，目前采用的预处理放/化疗剂量主要受心、肝、肾等主要器官的毒性反应限制，因此预处理方案要注意多种药物联合，降低毒副作用，提高杀伤作用。预处理方案设计需充分考虑药物的细胞周期特异性、药效学、药代动力学、药物间的相互作用、药物毒性叠加等药理学因素的影响。理想的预处理药物应是可预见全身吸收状况、能通过隐藏的瘤细胞组织屏障。预处理所用药物及其代谢产物的活性半衰期必须尽可能短，避免对移植HSCs的细胞毒性作用，避免影响HSCs的植入；同时尽可能最小化对正常组织损伤的风险，提高患者安全性。

（二）常用预处理用药及方案

1. 基于全身放疗（TBI）的预处理方案

由TBI+化疗药物组成。TBI可清除血液系统各种肿瘤，包括耐药的白血病细胞；并可清除"庇护所"内的瘤细胞，如睾丸和中枢神经系统（CNS）中的病灶。放疗相关毒性包括近期胃肠及肺毒性，以及远期白内障、慢性肺功能不全、继发肿瘤和儿童生长发育迟滞等。目前普遍使用总剂量10~16Gy的分次照射，在有效清除瘤细胞同时可减少肺及胃肠毒性。TBI与大剂量化疗联合，最经典方案是TBI+环磷酰胺。

2. 基于大剂量化疗的预处理方案

不含TBI方案可避免TBI远期后遗症，且不需专门放疗设备支持。基于大剂量化疗预处理方案的药物选择原则包括：通过提高药物剂量扩大肿瘤清除效果，同时不存在交叉毒性。其中，烷化剂是高剂量化疗方案中使用的主要药物类别，具有以下优势：骨髓毒性是烷化剂的主要剂量限制因素，在使用HSCs支持时允许剂量进一步增加；烷化剂为细胞周期非特异性，可杀死不分裂静止期瘤细胞；体外测试中，烷化剂常不表现交叉耐药，且具陡峭对数线性剂量反应曲线；烷化剂可按单药使用时的最大耐受剂量的50%～70%与两种或三种烷化剂药物组合。常用于ASCT预处理方案的烷化剂包括白消安、卡莫司汀、美法仑、环磷酰胺等。其他常用的药物还包括拓扑异构酶抑制剂如依托泊苷，核苷类似物如阿糖胞苷等。

（1）白消安

是一种具强大清髓作用的烷化剂，对多种肿瘤有活性，白消安单药分4天应用，随后予干细胞支持，最大耐受剂量大约为20mg/kg。与白消安联用方案包括白消安+环磷酰胺、白消安+依托泊苷、白消安+美法仑、白消安+美法仑+塞替派等。

（2）卡莫司汀

是一种亚硝基脲，对多种肿瘤具有活性，具高度脂溶性，常规剂量因长期骨髓毒性、肺纤维化和肾功能异常受限制。在序贯自体干细胞输注时，卡莫司汀单药最大耐受剂量1200mg/m²。剂量限制毒性主要累及肺和肝。卡莫司汀常与环磷酰胺联用，环磷酰胺+卡莫司汀+依托泊苷（CBV）、卡莫司汀+依托泊苷+阿糖胞苷+美法仑（BEAM）方案广泛应用于恶性淋巴瘤自体移植。

（3）美法仑

是一种双功能烷化剂，结合了氮芥和苯丙氨酸结构，剂量限制性毒性发生于胃肠和肝。含有美法仑的高剂量ASCT预处理方案已被广泛用于白血病、多发性骨髓瘤、淋巴瘤等血液系统肿瘤患者，及乳腺癌、卵巢癌等实体瘤。

（4）环磷酰胺

环磷酰胺是具有很强免疫抑制作用的非清髓药物，具很强免疫抑制作用，非清髓性药物、常与其他细胞毒药物或TBI组合。剂量限制性毒性是出血性心肌炎，单药最大耐受剂量200mg/kg。120~200mg/kg环磷酰胺主要不良反应是出血性膀胱炎，可通过美司钠解救及膀胱冲洗缓解。

表1 预处理方案中常用药物及放疗的最大耐受剂量

药物或放疗	移植时最大耐受剂量	剂量限制性毒性
TBI	$10~16Gy$	胃肠道、肝脏、肺
白消安	$20mg/kg$	胃肠道、肝脏、肺
卡莫司汀	$1200mg/m^2$	肺、肝脏
美法仑	$200mg/kg$	胃肠道
塞替派	$1135mg/m^2$	中枢神经系统、胃肠道
环磷酰胺	$200mg/kg$	心脏

药物或放疗	移植时最大耐受剂量	剂量限制性毒性
异环磷酰胺	$18 \sim 20g/m^2$	肾脏、膀胱、神经
依托泊苷	$2400mg/m^2$	胃肠道
米托蒽醌	$90mg/m^2$	心脏
顺铂	$300mg/m^2$	心脏
卡铂	$2000mg/m^2$	肝脏、肾脏
阿糖胞苷	$36g/m^2$	中枢神经系统

第三章

适应证

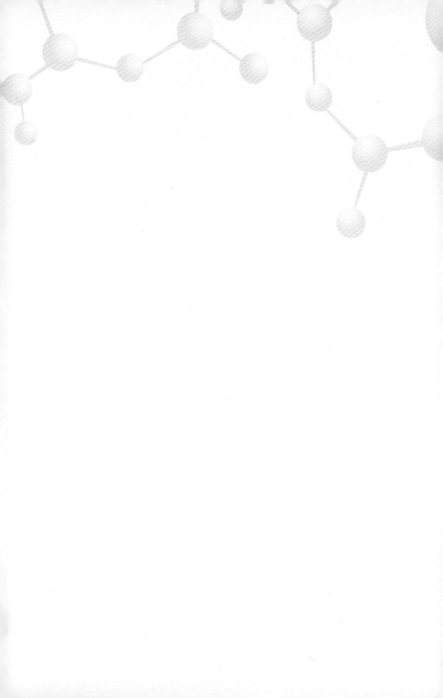

ASCT治疗的主要适应证为对化疗/放疗敏感的淋巴瘤、多发性骨髓瘤、急性白血病等血液肿瘤和部分实体肿瘤，以及难治性自身免疫性疾病。

ASCT适应证的选择应根据疾病类型和疾病状态、移植获益的可能性、患者合并症/并发症的评估和预估治疗相关死亡率（TRM）风险以及非移植策略的疗效综合考虑。除了潜在的生存益处外，还需包括生活质量和后期毒副反应/并发症方面的评估。患者因素包括年龄、体能状态、合并症和脏器功能等的评估。

一、浆细胞疾病

（一）多发性骨髓瘤（multiple myeloma，MM）

1. 适应证

多发性骨髓瘤（MM）是ASCT最大适应证人群。ASCT是相对年轻体能状态良好的MM患者整体治疗中的重要组成部分，对适合移植MM患者仍有不可替代的地位。一般而言，ASCT在65岁以下且无严重脏器功能障碍的患者中进行，但目前年龄上限在国际上逐渐放宽。年龄小于等于70岁，体能状况好，或虽大于70岁但全身体能状态评分良好（fit）的患者，经有效诱导治疗后应将ASCT作为首选的巩固治疗。对大于65岁的患者，应在经验丰富治疗团队进行仔细体能状态评估后，在评分为fit的患者中进行。肾功损害是MM患者常见临床表现，诱导治疗后部分患者肾功能可完全恢复正常或明显改善，不影响移植。即使不能完全恢复甚至仍需血液透析，也并非接受ASCT禁忌证。但肾功不全会使移植相关不良反应如黏膜炎、感染等并发症增加，需降低预处理药物剂量。

2.移植时机

（1）早期移植指诱导治疗缓解后紧接着进行的自体移植，一般指在诊断一年内移植。晚期移植是经诱导治疗后只采集干细胞不立即移植而是推迟至首次复发后再进行自体移植。建议将早期移植作为标准治疗，而非将自体移植推迟到复发时进行。

（2）在首次ASCT后6个月内进行计划中第二次AS-CT为双次移植或串联移植（tandem transplantation）。新药时代二次移植不再根据首次移植后疗效决定，而是在具高危因素MM患者中进行。高危MM患者第一次移植后无论获得何种疗效，均建议在半年内行二次移植。需强调，计划双次移植者首次诱导治疗4个疗程后即采集两次移植所需干细胞，两次移植间不行巩固和维持治疗。

（3）尚无随机对照试验评估移植前最佳诱导疗程数，或确定ASCT前需达到的理想缓解深度。即使对靶向药物耐药的MM也可对大剂量美法仑预处理方案产生治疗反应，因此诱导治疗缓解深度不应作为是否可行自体移植的重要考量。由于自体移植是治疗多发性骨髓瘤最有效方法之一，作为整体治疗一部分的自体移植可加深治疗深度，因此达到大于等于部分缓解（PR）疗效者（甚至包括疾病稳定者）即可行自体造血干细胞采集。移植后缓解的深度比移植前更为重要。

（4）挽救性二次移植：首次移植后复发进展再行ASCT即为挽救性二次移植。如在首次诱导治疗后即采集两次移植所需干细胞，挽救性二次移植是一种安全有效的疗法。首次移植后PFS时间越长，二次移植后疗效越好。首次移植后PFS时间在2年以上、有足够干细胞、体能状态佳的MM患者可考虑挽救性二次移植。挽救性二次移植应作为首次复发后挽救治疗，而不是在多线治疗后进行；移植前需行再诱导治疗，有效后再行挽救性二次ASCT。不建议首次移植后复发再行造血干细胞动员。部分适合移植者在一线未接受ASCT，首次复发/进展后在接受有效再诱导治疗后也可推荐挽救性ASCT巩固治疗。

（二）系统性轻链淀粉样变性（systematic light chain amyloidosis，pAL）

ASCT在pAL中有确切疗效。适合ASCT的pAL适应证包括：小于等于65-70岁，体能状态评分（ECOG）小于等于2分，梅奥2004分期Ⅰ期或Ⅱ期，肌钙蛋白T<0.06 ng/ml，纽约心脏病协会（NYHA）心功能0-1级，左室射血分数（LVEF）大于50%，收缩压大于90 mmHg（1 mmHg=0.133 kPa），内生肌酐清除率（eGFR）大于30 mL/min，无大量胸腔积液。

对初治或复发/难治pAL患者，首先评估是否适合ASCT治疗，符合适应证患者应将ASCT作为治疗方案。移植前是否需要诱导治疗尚无定论。但早期不经筛选的pAL患者ASCT有较高治疗相关死亡率（24%），筛选后只有15%~20%pAL，患者初诊或复发/难治时可以ASCT，需严格把握适应证。不符合ASCT者建议在完成诱导治疗后重新评估是否能行ASCT。

（三）POEMS综合征

符合移植条件者可直接发行ASCT治疗，可先短疗程诱导治疗再行ASCT。化疗可考虑Rd（来那度胺+地塞米松）、BD（硼替佐米+地塞米松）、MD（美法仑+地塞米松)、CD（环磷酰胺+地塞米松）、PD（泊马度胺+地塞米松）等。ASCT后不推荐常规巩固和维持治疗，尚缺乏双次ASCT研究结果。

（四）原发浆细胞白血病（primary plasma cell leukemia，pPCL）

由于pPCL高度侵袭性，需快速控制疾病以防发生疾病相关并发症以及早期死亡。诱导治疗考虑多药联合。适合移植的年轻pPCL（<65岁）的诱导治疗化疗方案：可选用VDT/VRD/KRD/KPD-PACE或hyperCVAD-RV联合方案化疗，有条件在此基础上可与CD38单抗联合。由于ASCT后复发率极高，完成ASCT巩固治疗后早期（移植后60-80天）开始维持治疗，预防疾病复发。推荐两药或三药联合，如来那度胺与硼替佐米联合，有条件在此基础上可以联合单抗。建议双次ASCT，或ASCT/allo-SCT。

二、淋巴瘤

淋巴瘤是ASCT治疗的第二大适应证人群。ASCT适于对化疗敏感、年龄相对较轻且体能状况较好非霍奇金淋巴瘤（non-Hodgkin lymphoma，NHL）一线诱导化疗后的巩固治疗；也适于一线治疗失败后挽救治疗敏感NHL和霍奇金淋巴瘤（Hodgkin lymphoma，HL）患者的巩固治疗。常见适应证亚群和疾病阶段如下：

表2　ASCT治疗淋巴瘤的适应证

疾病	疾病状态	ASCT适应证
慢性淋巴细胞白血病（CLL）	Richter转化，克隆相关转化	不推荐
	Richter转化，克隆无关性转化，治疗敏感	临床可选择
大B细胞淋巴瘤（LBCL）	CR1（中-高危和高危IPI积分）	临床可选择
	原发难治或早期复发，挽救治疗敏感，≥CR/PR2	临床可选择
	晚期复发，挽救治疗敏感，≥CR/PR2	标准治疗
	高级别B细胞淋巴瘤（HGBL），伴随MYC和Bcl-2和（或）Bcl-6易位，CR1	临床可选择
	高级别B细胞淋巴瘤，复发/难治，挽救化疗敏感	不推荐
	原发性中枢神经系统淋巴瘤（PCNSL），CR/PR1	标准治疗
滤泡性淋巴瘤（FL）	CR1，未发生侵袭性转化	不推荐
	CR/PR1，侵袭性转化	临床可选择
	原发难治或复发，挽救治疗敏感，≥CR/PR2	标准治疗
套细胞淋巴瘤（MCL）	CR/PR1	标准治疗
	原发难治或复发，挽救治疗敏感，≥CR/PR2，之前未接受ASCT，不适合allo-SCT	临床可选择
华氏巨球蛋白血症（WM）	CR1	不推荐Ⅰ
	原发难治或复发，挽救治疗敏感，≥CR/PR2	临床可选择

疾病	疾病状态	ASCT适应证
外周 T 细胞淋巴瘤（PTCL）	CR/PR1	临床可选择，优先推荐
	敏感复发，≥CR/PR2，之前未接受 ASCT，不适合 allo-SCT	临床可选择
经典型霍奇金淋巴瘤（aHL）	CR1	不推荐
	原发难治或复发，挽救治疗敏感，≥CR/PR2，之前未接受 ASCT	标准治疗

（一）霍奇金淋巴瘤（HL）

ASCT仍然是对挽救治疗敏感的复发/难治性HL患者的标准治疗。靶向药物如维布妥昔单抗和免疫检查点抑制剂在ASCT前、后的应用，提高挽救治疗的有效率和CR率，使更多的患者有机会序贯ASCT治疗并同时提高了整体疗效。

（二）弥漫性大B细胞淋巴瘤（DLBCL）

ASCT仍然是含利妥昔单抗的一线治疗后、化疗敏感复发DLBCL患者的标准巩固治疗策略，特别是晚期（>12月）复发和/或挽救治疗后获得CR的患者。嵌合性抗原受体（CAR）T细胞治疗复发/难治的DLBCL已显示良好治疗反应。基于Ⅲ期、开发性、多中心、随机对照研究ZUMA-7和TRANSFORM的结果，嵌合性抗原受体

（CAR）T细胞治疗（axi-cel/阿基仑赛和liso-cel）在经过一线标准治疗（含CD20单克隆抗体及蒽环类药物）后原发耐药或12个月内复发的LBCL患者中显示出疗效显著优于既往的标准治疗（SOC）（二线挽救化疗和AS-CT巩固治疗）。

然而对于接受挽救治疗后达到部分缓解（PR）的患者，后续应给予ASCT还是CAR-T细胞治疗，目前仍是存在争议的问题。来自国际血液和骨髓移植研究中心（CIBMTR）注册数据库的队列比较分析显示，对于挽救治疗后获得PR的患者，后续接受ASCT或CAR-T治疗两组患者的无进展生存（PFS）和非复发死亡（NRM）率没有差异；而ASCT组患者的复发/进展累积发生率低于CAR-T组患者；从而与CAR-T组患者相比，ASCT组患者的2年OS率更高。因而目前这两种具有不同作用机制的根治性疗法可作为DLBCL的共存选择方案。

一线ASCT的作用和价值目前存在争议。利妥昔单抗治疗时代，多项一线应用ASCT的随机试验未表现出OS优势。SWOG 9704研究显示IPI评分4-5分或aaIPI 3分的高危患者，接受R-CHOP-21或CHOP-21诱导治疗后，一线 ASCT 巩固显著提高其 PFS 和 OS。DLCL04 研究显示 aaIPI 评分为 2-3 分患者一线 ASCT 治疗改善了患者的无失败生存（failure-free survival，FFS）。因而在欧洲和中国的指南/共识中，一线 ASCT 作为高危 DLBCL 的巩固治疗仍然是一种合适的临床选择。

（三）高级别 B 细胞淋巴瘤（HGBL），伴随 MYC 和 Bcl-2 和（或）Bcl-6 易位

在高级别 B 细胞淋巴瘤-伴随 MYC 和 Bcl-2 和（或）Bcl-6 易位（双打击/三打击）亚型中，ASCT 的一线巩固治疗地位仍有争议。有研究证实在一线治疗强度不足时（如 R-CHOP 方案），序贯 ASCT 较未移植组可延长无复发时间；但对于一线治疗强度充分（如 DA-EPOCH-R、R-hyper-CVAD、R-CODOX-M/IVAC 等方案）的患者，ASCT 未见显著获益。复发/难治的高级别 B 细胞淋巴瘤即便对挽救治疗敏感，因其非常高的复发率而不推荐挽救性 ASCT 巩固治疗。

（四）原发中枢神经系统淋巴瘤（PCNSL）

PCNSL 患者，即使一线治疗达到完全缓解也容易短期内出现疾病复发/进展。多项随机对照研究（PRECIS 和 IELSG32）结果显示 ASCT 巩固治疗的疗效优于大剂

量全脑放疗或两种巩固治疗有效性相似，但大剂量全脑放疗远期认知功能受损严重影响患者的生活和生存质量；推荐对于一线治疗有效的且能耐受 ASCT 的 PCNSL 患者将 ASCT 巩固治疗作为标准的巩固治疗策略。

（五）滤泡性淋巴瘤（FL）

未转化的 FL 患者和组织学转化前未接受过 FL 全身治疗患者，缺乏 CR1 期从 ASCT 治疗中获益证据；一线 ASCT 不应作为 FL 治疗常规。而对于发生高级别转化、对化疗敏感、同时之前接受过 FL 全身治疗（特别是免疫放化疗）患者，特别是一线免疫化疗缓解时间短（<2~3 年）或高滤泡淋巴瘤国际预后指数（FLIPI）者，ASCT 巩固治疗仍然是一种标准挽救性巩固疗法。

（六）套细胞淋巴瘤（MCL）

包含利妥昔单抗和大剂量阿糖胞苷免疫化疗诱导治疗后序贯 ASCT 巩固治疗显示延长缓解，是目前年轻患者一线标准治疗策略；但仍然未获得生存平台，利妥昔单抗维持治疗进一步改善 PFS 和 OS。高危组（包括 TP53 突变、TP53 和 CDNK2A 缺失、母细胞变异型或多形性亚型、MIPI-c 高危组）患者常规治疗疗效差，目前没有标准治疗方案，利妥昔单抗联合中大剂量阿糖胞苷方案序贯 ASCT 虽然可在一定程度上延长患者的生存期，但总体预后较差，可积极探索以新药（如 BTK 抑制剂、BCL-2 抑制剂、来那度胺）为基础的联合治疗、CAR-T 细胞治疗和（或）allo-SCT 等。ASCT 在挽救性治疗中的作用存在争议。将 BTK 抑制剂加入一线治疗的试验正在进行中。

（七）侵袭性外周 T 细胞淋巴瘤（PTCL）

侵袭性 PTCL 是一组高度异质性疾病，涵盖多个病理亚型，除 ALK+间变大细胞淋巴瘤外，其余亚型均预后不良。目前缺乏大样本量前瞻、随机、对照研究证实 ASCT 在一线巩固治疗中的地位，但多个回顾性或前瞻性、单臂研究结果显示 ASCT 可能部分改善患者生存。同时，近期一项前瞻性、随机对照试验对比 allo-SCT 和 ASCT 一线治疗侵袭性 PTCL 的临床试验并未显示 allo-SCT 的优势。因而仍然推荐 ASCT 作为首次缓解期侵袭性 PTCL 患者的巩固治疗策略。高度侵袭性 T/NK 细胞淋巴瘤如成人 T 细胞淋巴瘤/白血病、肝脾 γδT 细胞淋巴瘤或侵袭性 NK 细胞白血病等，因其预后极差，推荐一旦诱导治疗有效者尽快选择 allo-SCT。

（八）华氏巨球蛋白血症（waldenström macro - globulinemia，WM）和边缘区淋巴瘤（Marginal zone lymphoma，MZL）

随着利妥昔单抗、嘌呤类似物、蛋白酶体抑制剂和激酶抑制剂等更有效治疗WM新药出现，不推荐在临床试验外使用一线ASCT治疗WM。ASCT是WM挽救治疗选择之一，对化疗仍敏感的复发患者，可考虑进行AS-CT，特别是规范治疗后首次缓解时间小于2年或难治性患者，且BTK抑制剂充分治疗后进展或无效，推荐尽早进行ASCT（≤2次复发）。发生转化患者，在大剂量化疗缓解后可选择ASCT治疗。

MZL参照滤泡性淋巴瘤（FL）治疗选择。

（九）伯基特淋巴瘤（Burkitt lymphoma，BL）

BL是高度侵袭性淋巴瘤，标准治疗为利妥昔单抗联合短程、强烈的化疗方案（如Hyper-CVAD、CODOX-M、DA-EOPCH），明显提高了长期生存；而一旦进入复发/难治，疾病常快速进展、耐药性高而危及生命。

一线治疗有效但是治疗强度不足（化疗减量或化疗延迟）时，参照高级别B细胞的研究经验，可考虑AS-CT巩固治疗增加治疗强度，提高生存。一线治疗获得部分缓解或挽救治疗敏感的 BL 患者，ASCT 巩固治疗有助于提高缓解程度，减低复发风险而改善生存。

（十）淋巴母细胞淋巴瘤（Lymphoblastic lymphoma，LBL）

LBL 与急性淋巴细胞白血病（acute lymphocyte leukemia，ALL）是属于不同临床表现及不同发展阶段的同一类疾病。患者一经确诊均应按全身性疾病治疗，参照儿童 ALL 治疗方案的疗效优于 NHL 经典方案。对诱导治疗达到首次缓解的高危淋巴母细胞淋巴瘤，多个研究显示行 ASCT 或双次 ASCT 改善患者生存，且与 allo-SCT 相比无显著差异。

（十一）慢性淋巴细胞白血病（CLL）伴 Richter 转化

CLL 伴有 MDS 以及克隆相关的侵袭性 Richter 转化的患者，无论其 CLL 的治疗阶段如何，都应积极考虑进行 allo-SCT 治疗。克隆非相关性组织学转化的 CLL 患者若对挽救治疗敏感，可考虑将 ASCT 作为有效的巩固治疗方式之一。

三、急性白血病

急性白血病的主要移植方式是 allo-SCT。但对部分非高危患者，特别是诱导化疗后获得微小残留病

（MRD）持续阴性的患者，ASCT是合适的临床选择巩固治疗方式。

（一）急性髓系白血病（acute myeloid leukemia, AML）

推荐基于欧洲白血病网（ELN）危险度分层，包括细胞遗传学、分子突变和诱导后MRD状态，选择缓解后治疗和HSCT方式。预后良好的AML患者可考虑进行ASCT，尤其是诱导治疗后MRD阴性的患者。尽管存在争议，但ASCT也可考虑用于中危患者，以及CR2特别是MRD阴性的急性早幼粒细胞白血病（APL）患者。

1.非急性早幼粒细胞白血病

近年来，越来越多的研究表明结合AML危险度分层及MRD水平可以更好地指导AML首次完全缓解（CR1）后治疗方案的选择。在预后良好/中等组AML中，一个疗程诱导化疗即获得CR1且1疗程巩固治疗后MRD阴性并持续阴性的患者可选择应用ASCT治疗。CR2期MRD阴性的预后良好/中危组AML、诱导化疗后MRD持续阴性的预后不良组AML如无合适异基因供者或不适合进行allo-SCT，仍可考虑应用ASCT治疗。对于2个疗程诱导化疗方达CR1的患者，不推荐应用ASCT治疗。

中国医学科学院血液病医院研究发现细胞遗传学低危/中危的CR1 AML患者中，1疗程巩固化疗后流式MRD阴性者接受ASCT与接受allo-SCT治疗的预后差异无统计学意义。南方医科大学南方医院的研究结果表明，CR1期预后良好组AML 1~3疗程化疗达到MRD阴性的患者接受ASCT的OS、LFS与接受化疗或allo-SCT的患者相似；CR1期预后中等组AML 2疗程化疗达到MRD阴性的患者，接受ASCT的OS、LFS与接受allo-SCT的患者相似，且显著优于化疗治疗的患者。综上，目前研究表明2疗程化疗达MRD阴性且MRD未转阳的预后中等组AML患者可考虑应用ASCT治疗，但需要大规模临床研究进一步探索优化。

《中国成人急性髓系白血病（非急性早幼粒细胞白血病）诊疗指南（2021年版）》在推荐ASCT作为年龄小于60岁预后良好/中等组AML CR1后的治疗方案时提出ASCT的时机为：2~3个疗程中大剂量Ara-C为基础的方案巩固治疗，继而进行ASCT。目前，也有研究报道1疗程巩固治疗后即进行ASCT，如GIMEMA AML 1310临床试验。因此，ASCT前最佳巩固治疗周期尚无定论，诱导化疗达CR1后至少应进行1疗程巩固治疗。

2.急性早幼粒细胞白血病

目前，包括NCCN指南、ELN指南在内的国内外指南，均推荐ASCT作为APL CR2期分子生物学缓解后的首选治疗方案。Sanz及Holte等的研究均表明CR2期APL患者采用ASCT治疗的生存率显著优于接受allo-SCT治疗。

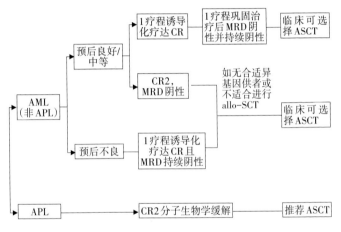

图1　急性髓系白血病ASCT的选择流程

（二）急性淋巴细胞白血病（acute lymphoblastic leukemia，ALL）

ALL患者能否接受ASCT，需要综合疾病类型、MRD状态、患者合并症以及有无合适供者等。

1.Ph阳性ALL

即治疗3个月内实现完全分子学缓解并持续至移植

（s3CMR）的费城染色体（Ph）阳性 ALL 患者。

中国医学科学院血液病医院比较了 ASCT 和同胞全相合造血干细胞移植（MSD-HSCT）在 Ph+ ALL 患者中的三年 OS 率、LFS 率、NRM，发现两组无明显区别。此外还报告在未达到 s3CMR 患者中，除两组 OS 率、LFS 率、NRM 无显著差异外，ASCT 组的 3 年 RR 显著高于 MSD-HSCT 组。因此，ASCT 是达到 s3CMR 的 Ph+ ALL 患者的可靠选择。

2. 非 Ph 阳性 ALL

（1）MRD 呈持续阴性的成人预后良好组 Ph 阴性 ALL CR1 患者。

（2）MRD 呈持续阴性的成人预后不良组 Ph 阴性 ALL CR1，且无合适供者或不适合 allo-SCT 的患者。

中国医学科学院血液病医院自 1990 年起，对成人 ALL 的治疗设计了一套包括短周期联合化疗与长疗程化疗结合、标准剂量化疗与大剂量强化疗结合的 4 个疗程无交叉耐药方案的早期连续强化巩固治疗后再行 ASCT 的治疗方案。系列研究结果显示，疗效明显高于包括 CIBMTR 在内的大系列报告，对于标危/中危患者达到甚至略高于 allo-SCT 的效果，可能与大多数 ASCT 患者采取了以下 5 方面的综合治疗有关：①规范的 4~5 药联合诱导，争取小于等于 4 周达 CR；②ASCT 前通过包括大剂量 MTX、中大剂量 Ara-C 在内的 4~5 个疗程的强化巩固治疗，有效降低了采集物和移植时体内的肿瘤负荷，达到较好的"体内净化"；③绝大多数 ASCT 患者接受了含 TBI 的移植预处理；④移植物体外单克隆抗体净化或移植后免疫调节和（或）维持治疗，进一步清除 MRD；⑤特别强调髓外浸润特别是中枢神经系统白血病（CNSL）的规范预防和治疗。结合国内外现状和该系列研究结果，研究团队认为对于成人 ALL 应将 ASCT 作为标危（中危）及不能进行 allo-SCT 的高危患者的合理治疗选择。

结合 MRD 检测，该研究团队通过回顾性分析 86 例成人 Ph-B-ALL 患者 ASCT 的疗效，发现移植前 MRD 阳性、首次诱导化疗后 MRD 未转阴或巩固化疗过程中 MRD 转阳均提示不良预后，且巩固化疗中 MRD 转阳是影响 DFS 的独立不良因素。一项包含了 446 例患者的 EBMT 的研究显示，ASCT 患者的 2 年 OS 率显著高于 allo-SCT 组，而 LFS 率无显著差异；进一步分析发现，在 Ph 阴性 ALL 患者中，ASCT 组别的 2 年 OS 率、LFS 率均显著优于 allo-SCT 组。这为 ASCT 在成人标危组 Ph 阴性 ALL CR1 患者中的应用提供了强有力的依据。

移植时机需根据患者疾病状态及采集自体造血干细胞情况而定。ALL 患者整个治疗期间均应规范监测 MRD 水平。ASCT 移植物的采集通常选择在 MRD 转阴后巩固 2 疗程后进行，需检测采集物的 MRD 水平。

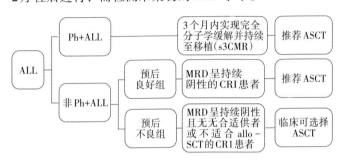

图 2 急性淋巴细胞白血病 ASCT 选择流程

四、实体瘤

绝大多数实体瘤患者接受造血干细胞移植治疗的方式为 ASCT，但至今缺乏前瞻性随机、对照研究；较多研究集中于 20 世纪 90 年代，近年来有明显下降趋势。具有前瞻性、随机对照试验结果支持适应证目前仅限于高危神经母细胞瘤（Neuroblastoma）和尤文氏肉瘤（Ewing's sarcoma）。总体来说：①高危实体瘤患者对一线治疗有较好治疗反应（CR/VGPR/PR）或敏感复发者是合适的 ASCT 适应证患者。②年龄是预测结果至关重要的因素。小于 10 岁肉瘤（包括尤文氏肉瘤和横纹肌肉瘤）患者预后较好；神经母细胞瘤患儿预后良好年龄的界点（cut-off）为 5 岁。③包含 TBI 的预处理方案对生存无优势，同时对儿童患者带来较多的影响生长、发育等远期毒副反应，因而多推荐避免采用；推荐且常用的预处理方案为大剂量白消安联合美法仑。

表3 常见实体瘤患者适应证

疾病	疾病状态	ASCT 适应证
乳腺癌	辅助高危的群体	临床可选择
	转移且化疗敏感的	临床可选择
生殖细胞肿瘤	二线,高危	临床可选择
	原发性难治,二次或多次复发	标准治疗
卵巢癌	高危/复发	不推荐
成神经管细胞瘤	术后高危/复发性疾病	临床可选择
小细胞肺癌	局限期	不推荐
软组织肉瘤	晚期	研究开展中
尤文氏肉瘤	局部晚期/转移性,化疗敏感	成人:临床可选择 儿童或青少年:标准治疗
神经母细胞瘤	高危或>CR1 的儿童或青少年患者	标准治疗

疾病	疾病状态	ASCT适应证
脑瘤	儿童或青少年患者	临床可选择
肾母细胞瘤	>CR1 的儿童或青少年患者	临床可选择

五、自身免疫性疾病（autoimmune diseases，AD）

ASCT 也被应用于传统治疗疗效欠佳的自身免疫病（autoimmune diseases，AD）患者，包括多发性硬化（MS）、系统性硬化（SSc）、类风湿性关节炎（RA）、系统性红斑狼疮（SLE）、幼年型关节炎（JA）、免疫性血细胞减少以及血管炎、炎症性肠病、1 型糖尿病等；其中以多发性硬化症（MS）应用最多，其次是系统性硬化症（SSc）。

表4　常见自身免疫性疾病患者适应证

疾病	疾病状态	ASCT适应证
多发性硬化	活动性复发缓解型多发性硬化，对疾病修饰治疗无效	标准治疗
	有炎症活动证据的进展性多发性硬化，侵袭性多发性硬化	临床可选择
	不伴炎症活动证据的进展性多发性硬化	不推荐

疾病	疾病状态	ASCT适应证
系统性硬化		标准治疗
系统性红斑狼疮		临床可选择
克罗恩病		临床可选择
类风湿性关节炎		临床可选择
幼年特发性关节炎		临床可选择
血管炎	ANCA相关血管炎，白塞病综合征，Takayasu动脉炎等	临床可选择
多发性肌炎皮肌炎		临床可选择
自身免疫性血细胞减少		临床可选择
视神经脊髓炎		临床可选择
1型糖尿病		研究开展中

第四章

技术应用方法及流程

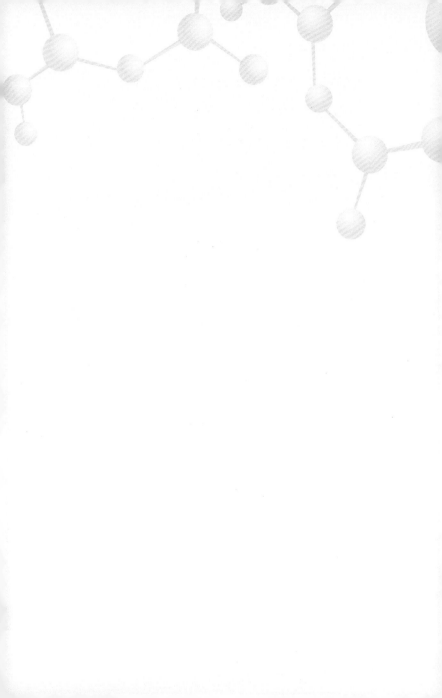

ASCT治疗的整体流程大致包括移植前诱导治疗、干细胞动员、干细胞采集与保存、移植前评估、预处理、干细胞复苏/回输、造血重建/植入和移植后恢复等步骤。

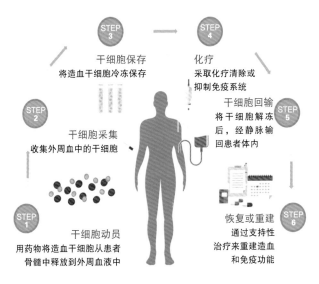

STEP 3
干细胞保存
将造血干细胞冷冻保存

STEP 4
化疗
采取化疗清除或抑制免疫系统

STEP 5
干细胞回输
将干细胞解冻后，经静脉输回患者体内

STEP 2
干细胞采集
收集外周血中的干细胞

STEP 1
干细胞动员
用药物将造血干细胞从患者骨髓中释放到外周血液中

STEP 6
恢复或重建
通过支持性治疗来重建造血和免疫功能

图3　ASCT流程图

一、移植前诱导治疗

诱导治疗的目的是迅速控制肿瘤，避免重要脏器损害，同时为造血干细胞动员/采集和ASCT创造条件。初治患者，一般在化疗4周期后，病情缓解（CR或PR）时动员采集造血干细胞。复发难治者，挽救治疗2周期后，如治疗有效（CR或PR）且骨髓未受侵犯，应尽早考虑动员采集造血干细胞。计划移植患者，治疗方案应避免损伤骨髓干细胞的药物如氟达拉滨、苯达莫司汀、美法仑、来那度胺（或造血干细胞采集前来那度胺至少停药2~4周）等。

（一）多发性骨髓瘤（MM）

蛋白酶体抑制剂（PI）联合免疫调节剂（IMiDs）及地塞米松（Dex）三药联合方案已成为一线诱导治疗方案，在此基础上加入达雷妥尤单抗可进一步提高缓解质量，加深缓解深度。达雷妥尤单抗将来可能会进入一线治疗，组成四药联合诱导治疗方案。长期使用美法仑会损害干细胞产量，符合ASCT条件患者诱导治疗用药应尽量避免美法仑。此外，大量暴露于来那度胺（超过4~6个疗程）也可损害干细胞产量。目前最常用和首选诱导治疗方案为以来那度胺、硼替佐米为基础的三药联合方案（RVd）。尚无随机对照试验确定干细胞采集前的最佳诱导疗程数，现阶段三联疗法（PI/IMiDs/Dex）的试验数据表明，大多数患者在4个周期内能获得VGPR及以上缓解，缓解深度已显著改善。事实上，在第一个治疗周期后，M蛋白水平一般就出现显著下降，在第3~4个疗程后，M蛋白减少幅度相对较小。因此，建议计划 ASCT 的患者行 3~6 个疗程的诱导治疗，达到部分缓解（PR）及以上疗效患者，可行自体造血干细胞的动员/采集。参照《中国肿瘤整合诊治指南·多发性骨髓瘤》。

（二）淋巴瘤

1. 一线诱导治疗方案

适合 ASCT 一线巩固治疗的患者，根据其病理组织类型和危险度分层，选择相应的一线诱导治疗方案。详见《中国肿瘤整合诊治指南·淋巴瘤》。

（1）DLBCL 常用一线治疗方案为利妥昔单抗联合 CHOP 双周或三周方案（环磷酰胺+多柔比星+长春新碱+泼尼松）；中、高危和高危患者可选择增强的免疫化疗，包括利妥昔单抗联合剂量调整的 EPOCH（DA-EPOCH，即依托泊苷+长春新碱+多柔比星+环磷酰胺+泼尼松）、ACVBP（多柔比星+环磷酰胺+长春地辛+博来霉素+泼尼松）或 CHOEP 双周（CHOP 联合依托泊苷）等方案。

（2）双打击 DLBCL（double-hit lymphoma，DHL）和双表达 DLBCL（double-expressor lymphoma，DPL）推荐采用增强免疫化疗，推荐方案为利妥昔单抗联合剂量

调整的DA-EPOCH。

（3）小于等于65岁、年轻MCL患者一线诱导治疗应包含利妥昔单抗和大剂量阿糖胞苷，如Nordic方案（利妥昔单抗联合剂量增强的CHOP交替大剂量阿糖胞苷）、利妥昔单抗联合CHOP交替DHAP（地塞米松+大剂量阿糖胞苷+顺铂+泼尼松）或HyperCVAD（环磷酰胺+长春新碱+多柔比星+地塞米松）/MA（大剂量甲氨蝶呤+阿糖胞苷）等。若采用利妥昔单抗联合HyperCVAD/MA作为诱导方案，应在疾病缓解后早期（3~4个疗程）动员、采集自体外周血造血干细胞（peripheral blood stem cells，PBSC）；否则动员失败的发生率明显增高。

（4）LBL应采用急性淋巴细胞白血病（acute lym-phoblastic leukemia，ALL）的强烈化疗和持续治疗方案以及中枢神经系统预防治疗方案，是治疗成功的关键。

（5）除ALK阳性ALCL外的PTCL无标准的诱导方案，除临床试验外多采用侵袭性淋巴瘤常用的方案，如CHOP双周或三周方案、CHOEP、剂量调整的DA-EP-OCH、CHOP交替IVE（异环磷酰胺+依托泊苷+表柔比星联合中剂量甲氨蝶呤）或HyperCVAD/MA等。CD30表达阳性的PTCL优先推荐维布妥昔单抗（BV）联合

CHP的诱导方案。

（6）PCNSL推荐采用大剂量甲氨蝶呤为基础的多药化疗方案，其他能够透过血-脑屏障的药物包括大剂量阿糖胞苷、类固醇激素、替莫唑胺、卡莫司汀、甲基苄肼和替尼泊苷等。利妥昔单抗虽然不能通过正常血脑屏障，但是多项临床研究提示其可以增加PCNSL诱导治疗疗效。一些新药如BTK抑制剂（如伊布替尼、泽布替尼或奥布替尼等）和来那度胺显示能够透过血-脑屏障，一线联合治疗的方案也在临床试验/临床研究中。

2. 挽救治疗方案

理想的挽救治疗方案应为高治疗反应率、毒性可接受以及对造血干细胞损害较小，需要结合患者的一线治疗反应与耐受性、缓解持续时间、复发时的疾病特征与预后、患者年龄等选择挽救治疗方案。

（1）NHL常用的挽救化疗方案如下，有效率为50%~70%：①ICE（异环磷酰胺+卡铂+依托泊苷）；②DHAP（地塞米松+大剂量阿糖胞苷+顺铂）；③ESHAP（依托泊苷+甲泼尼龙+大剂量阿糖胞苷+顺铂）；④EPOCH（依托泊苷+长春新碱+多柔比星+环磷酰胺+泼尼松）；⑤MINE（美司那+异环磷酰胺+米托蒽醌+依托泊苷）；

⑥GDP±E（吉西他滨+地塞米松+顺铂或卡铂±依托泊苷）；⑦GemOx（吉西他滨+奥沙利铂）。B细胞淋巴瘤患者可联合利妥昔单抗，特别是晚期复发（复发时间>12个月）的患者。

（2）HL常用的挽救治疗方案如下，有效率为60%~90%：①铂类为基础的联合化疗，如ICE、DHAP或ESHAP等；②吉西他滨为基础的联合化疗，如GDP或IGVE（异环磷酰胺+吉西他滨+依托泊苷+长春瑞滨）或GVD（吉西他滨+长春瑞滨+脂质体多柔比星）；③苯达莫司汀；④1、2线挽救治疗后PET-CT检查阴性的患者，ASCT巩固治疗可获得更好的长期生存率。维布妥昔单抗和免疫检查点抑制剂在ASCT前、后的应用，提高挽救治疗的有效率和CR率，使更多的患者有机会序贯ASCT治疗并同时提高了整体疗效。

（3）针对各种不同的淋巴瘤亚型，临床试验显示多种新药单药或联合挽救治疗可取得良好的疗效，如BCR受体抑制剂（包括BTK抑制剂、SYK抑制剂、PKCβ抑制剂）、蛋白酶体抑制剂、免疫调节药物、PI3K/AKT/mTOR抑制剂、Bcl-2抑制剂、组蛋白去乙酰化酶抑制剂、维布妥昔单抗（Brentuximab vedotin）和免疫治疗

（包括 PD-1 抑制剂或 CAR-T 细胞治疗）等，因此推荐患者参加合适的临床试验。

（三）急性白血病

动员/采集自体造血干细胞和 ASCT 移植前急性白血病患者应获得 MRD 阴性。诱导方案参考《中国成人急性淋巴细胞白血病诊断与治疗指南》（2021 年版）、《中国成人急性髓系白血病（非急性早幼粒细胞白血病）诊疗指南》（2021 年版）和《中国急性早幼粒细胞白血病诊疗指南》（2018 年版）。

二、移植前评估

在每例患者考虑接受 ASCT 治疗前，都应安排必要检查，系统评估疾病情况、身体状况，并请相关科室会诊，以确认是否为 ASCT 适应证、目前是否为移植最佳时机，并判断有否不适合移植情况。

（一）患者评估

ASCT 前对患者进行全面评估，以选择适合可耐受 ASCT 治疗的患者。评估包括：①病史和体查。②体能状态：ECOG 或卡氏（Karnofsky，KPS）评分。③血常规、分类及 ABO 血型检查。④对疾病状态评价：包括增强 CT 或 PET-CT 扫描，骨髓和淋巴结相关检查等；腰穿脑脊液检查，特别是高危或有 CNS 侵犯病史者。⑤对非复发死亡风险评估：体能状况，营养状况和社会心理学状态、病毒血清学检查（包括单纯疱疹病毒、水痘带状疱疹病毒、EB 病毒、巨细胞病毒、HBV、HCV 和 HIV 血清学检查），主要脏器特别是心、肺、肾和肝功能等。

（二）合适 ASCT 患者选择

实际年龄本身不是 ASCT 的绝对限制因素。除外年龄，还应考虑体能状况以及心，肺，肝和肾功能等；可结合应用特定风险评估模型，例如造血细胞移植合并症指数（HCT-CI）等。综合评价确定 ASCT 的合适患者，并指导预处理剂量的调整。

（1）ASCT 可安全用于治疗小于等于 70 岁、一般状况良好而无明显脏器功能和合并症者。常建议 KPS 评分≥60 分；HCT-CI<2 分；左室射血分数（LVEF）≥45%，无未控制的心动过速或快-慢综合征；肺功能检查 1 秒用力呼气容积（forced expiratory volume in one second，FEV1）≥60% 和一氧化碳弥散量（diffusion capacity for carbon，DLCO）≥50%；血清胆红素≤2 mg/dl 或≤34.2 μmol/L；丙氨酸氨基转移酶（ALT）和天冬氨酸氨基转移酶（AST）≤正常值上限 2 倍；血肌酐≤1.5 mg/dl 或≤132μmol/L 或肌酐清除

率≥60 mL/min；无未控制的第二肿瘤；无未控制的活动性感染。

（2）ASCT常用清髓性预处理方案，HCT-CI<2分患者是ASCT合适的患者，HCT-CI≥2分患者的治疗相关死亡（TRM）风险明显增高。HCT-CI更适合用于allo-SCT患者移植前评估。

表5　HCT合并症指数

伴随疾病	定义/说明	HCT-CI积分
年龄	年龄≥40岁	1
心律失常	心房颤动,心房扑动,病态窦房结综合征,或室性心律失常	1
心脏疾病	冠心病,充血性心力衰竭,心肌梗死或EF≤50%	1
炎症性肠病	Crohn氏病或溃疡性结肠炎	1
糖尿病	在HSCT前4周内,需要胰岛素治疗或口服降糖药物	1
脑血管病	一过性脑缺血发作(TIA)或脑血管意外(CVA)或脑血栓	1
精神障碍	抑郁或焦虑需要心理咨询或治疗	1
肝脏疾病,轻度	慢性肝炎,胆红素>正常值但<1.5倍正常值,或AST/ALT>正常值但<2.5倍正常值	1
过度肥胖	BMI >35 kg/m²	1
感染	入院时感染需要在第0天后继续治疗	1

伴随疾病	定义/说明	HCT-CI积分
风湿性疾病	SLE,RA,多肌炎,混合性结缔组织病(CTD)或风湿性多肌痛症	2
消化性溃疡	内镜或影像学检查诊断,需要治疗(若仅是胃炎或反流,不积分)	2
中/重度肾脏疾病	血肌酐>2 mg/dL,未脱离透析或之前肾移植病史	2
中度肺疾病	DLCO 和/或 FEV1 66%~80%,或轻微活动后呼吸困难	2
实体瘤病史	病史中存在治疗实体瘤病史,除外非黑色素瘤皮肤癌	3
心脏瓣膜病	除外二尖瓣脱垂	3
中度肺疾患	DLCO 和/或 FEV1 ≤ 60% 或静息状态下呼吸困难或需要氧疗	3
肝脏疾病,中/重度	肝硬化,胆红素>1.5 倍正常值,或 AST/ALT >2.5 倍正常值	3

低危:0分;中危:1~2分;高危:≥3分

三、造血干细胞动员/采集

采集到足够造血干细胞是进行自体移植的前提。自体造血干细胞常见来源为骨髓和外周血。自体外周血干细胞（peripheral blood stem cells，PBSCs）由于具有造血功能重建速度快、移植相关并发症少等优点而被广泛应用于ASCT。

（一）动员自体PBSCs

目前将自体PBSCs从骨髓（BM）动员至外周血（PB）的策略包括稳态（steady state）细胞因子动员和化疗联合细胞因子动员。

1. 稳态（steady state）动员（mobilization without chemotherapy）

稳态动员优势包括毒副反应低、便于有计划地安排采集时间、可以院外/门诊操作以及较化疗动员降低费用等。劣势为动员失败率增高和较化疗动员采集CD34+细胞数目较低。稳态动员常用于病情稳定、暂不需化疗者。

（1）单独应用重组人粒细胞集落刺激因子（rh-G-CSF）动员方案

1）该动员策略仅用细胞因子动员HSC。推荐动员剂为rh-G-CSF，诱导骨髓增生和黏附分子蛋白裂解而促进CD34+细胞释放到外周血中。

2）推荐剂量是皮下注射rh-G-CSF 10 μg/（kg·d）；批准上市的G-CSF生物类似物具有同等效力。应用G-CSF的第5天单采。一般情况下单采前检测CD34+细胞并非必需，但有助于估计预期采集量和单采时间。如首次采集的细胞数量不足，可应用G-CSF继续动员、采集1~2

天。若连续3天采集仍达不到采集目标，常难成功采集。

（2）联合普乐沙福（趋化因子受体CXCR4拮抗剂）动员方案

1）普乐沙福是一种可逆性趋化因子受体CXCR4拮抗剂。普乐沙福通过阻断SDF-1/CXCR4相互作用，同时下调黏附分子表达，使骨髓微环境中高表达的SDF-1对HSC失去趋化性，导致其无法顺应SDF-1浓度梯度进行跨内皮细胞移行并迁移至骨髓龛，从而达到动员骨髓HSC进入外周血的效果。传统动员剂G-CSF的PBSC动员机制分为蛋白酶依赖和非蛋白酶依赖途径，后者与普乐沙福联合可协同发挥PBSCs动员作用。普乐沙福联合G-CSF用于多发性骨髓瘤和淋巴瘤进行一线稳态动员的疗效已得到多项Ⅲ期研究验证，达到最优动员和达标动员的患者比例均显著优于G-CSF单药，且动员采集天数明显缩短。

2）动员方案：连续4天皮下注射rh-G-CSF 10 μg/（kg·d），从第4天起预计第二天采集前11小时皮下注射普乐沙福240 μg/（kg·d），并于第5天开始造血干细胞采集，直到采集到目标剂量的CD34+细胞或最多采集4天。普乐沙福和G-CSF给药剂量应根据患者个体情况酌情决定。

3）普乐沙福联合G-CSF一线稳态动员是避免再动

员的可靠策略。当前，国内尚缺乏普乐沙福联合G-CSF的药物经济学证据，鉴于其可靠疗效和安全性数据，推荐用于需采集更多CD34+细胞（如双次移植等）、采集当日不能进行外周血CD34+计数或需减少采集天数的患者，特别是存在动员失败高危因素的患者。建议当患者具有大于等于1个动员失败高危因素时，可考虑普乐沙福联合G-CSF的动员方案。

表6 预计动员不佳或动员失败的高危因素

	影响因素
治疗相关	-既往多线化疗(≥2线化疗) -既往多疗程化疗(≥6个疗程化疗) -既往暴露过美法仑(累积剂量>150 mg)、氟达拉滨(>4个疗程)、含铂治疗方案(≥2个疗程)、来那度胺(>4~6个疗程)或大剂量阿糖胞苷(≥2个疗程)等 -既往广泛骨髓放疗(特别是红骨髓部位,如骨盆、纵隔)
患者相关	-高龄(≥60~65岁) -计划做序贯双次移植的MM患者 -糖尿病
骨髓相关	-动员时骨髓广泛侵犯 -动员时骨髓容积<30% -血小板减少症

（3）抢先干预

根据采集前外周血CD34+细胞计数决定是否联合普乐沙福，主要目的是防止由于PBSC动员不良导致采集失败和/或多次采集，同时节约普乐沙福使用。抢先干预策略使用普乐沙福，是挽救动员失败或不良的有效策略；缺点是需实时监测外周血CD34+计数。

G-CSF单药动员时普乐沙福干预路径主要推荐如下：连续4天给予rh-G-CSF，第4天检测外周血CD34+细胞计数。推荐以下几种情况进行抢先干预：①采集前外周血CD34+细胞小于$10/\mu L$，推荐联合普乐沙福；采集前外周血CD34+细胞为$10\sim20/\mu L$时，应结合疾病特征及治疗史决定是否抢先干预，如两次移植的患者可能需要至少采集$4\times10^6/kg$ CD34+细胞，此时推荐抢先干预。②如PB CD34+细胞实时计数不可获得，也可根据当日CD34+细胞采集量评估联合普乐沙福的时机，采集当日或随后采集的CD34+细胞量低，如第1天采集小于$1.5\times10^6/kg$ CD34+细胞或随后采集小于$0.5\times10^6/kg$ CD34+细胞，则推荐联合普乐沙福。

在抢先干预时，为确保更好采集效果，建议普乐沙福适用于采集前外周血CD34+细胞大于$5/\mu L$的患者。外周血CD34+细胞小于$5/\mu L$的患者抢先使用普乐沙福的动员失败风险高，但目前最低的外周血CD34+阈值尚不明确，在这种情况下仍可尝试抢先干预。在首次普乐沙福给药之后，若次日外周血CD34+细胞仍小于10/μL，继续使用普乐沙福的临床获益可能非常有限。

2. 化疗联合细胞因子动员（mobilization with chemotherapy）

（1）化疗联合rh-G-CSF动员适于需化疗进一步降低肿瘤负荷和/或需采集较多HSC数量患者。

（2）广泛应用的动员化疗方案为环磷酰胺（CTX）2~4g/m^{2}或依托泊苷（Vp16）1.6g/m^2。化疗方案也可采用疾病特异性化疗方案，如复发/难治的淋巴瘤患者给予R-DHAP或R-ICE等方案。疾病特异性化疗方案选择基于患者基本特征和当地临床实践指南。研究显示ASCT后复发率与动员是否联合化疗无关。

（3）采用具有造血抑制作用的化疗方案后动员PBSCs，rh-G-CSF推荐剂量为皮下注射5 μg/（kg·d）。有报道使用更大剂量的rh-G-CSF，但缺乏随机对照研究结果，同时有可能增加不良反应。G-CSF应用的时机可以在化疗结束后尽早开始，最迟应在白细胞最低点时启用，应持续应用到采集结束。多数临床方案推荐于化疗后1~5天开始应用G-CSF。

（4）化疗联合细胞因子动员策略的优势是兼具抗肿

瘤效应和可能提高采集数量和减少采集次数。主要的劣势包括治疗相关不良事件发生率和严重性增加、需要住院治疗、采集时间窗难以预测、化疗对骨髓的损伤可能影响将来的动员以及增加费用等。同时，确切的 PB 中 CD34+ 细胞的峰值和最佳的采集时间窗难以预测，因而在造血恢复期需要每日监测外周血 CD34+ 细胞；若无特殊规定，在白细胞计数恢复至 ≥1000/μL 时应开始 CD34+ 细胞计数监测。下表总结了大多数化疗方案后推荐的 G-CSF 应用时间和开始监测外周血 CD34+ 细胞的时机。

表7 常用的化疗动员方案 rh-G-CSF 起始时机和
外周血 CD34+ 监测时机

化疗方案	G-CSF 起始时机	CD34+ 监测起始时机
CY 2 g/m²	第5天	第10天
CAD	第9天	第13天
（R）CHOP/CHOEP	第6天	第11天
（R）DHAP	第9天	第14天
（R）ICE	第6天	第12天
（R）AraC/TT	第5天	第10天

注：CY：环磷酰胺；CAD：环磷酰胺+阿霉素+地塞米松；（R）CHOP/CHOEP：利妥昔单抗+环磷酰胺+阿霉素+长春新碱+泼尼松/利妥昔单抗+环磷酰胺+阿霉素+长春新碱+依托泊苷+泼尼松；（R）DHAP：利妥昔单抗+地塞米松+阿糖胞苷+顺铂；（R）ICE：利妥昔单抗+异环磷酰胺+足叶乙甙+卡铂；（R）AraC/TT：利妥昔单抗+阿糖胞苷/噻替哌

（5）化疗动员时普乐沙福抢先干预

大多数方案建议在化疗结束后3~5天内开始G-CSF治疗，剂量5~10 μg/（kg·d）（启用时间和剂量可根据各治疗中心规范调整）。推荐外周血白细胞计数回升至大于等于$1×10^9$/L时，每日监测外周血CD34+细胞数以判断采集的最佳时机；若连续3天外周血CD34+细胞小于10/μL，则联用普乐沙福；若外周血CD34+细胞大于20/μL，则开始采集。

3.再次造血干细胞动员

尽管已广泛建立动员策略，目前动员策略在各中心之间有所不同，同时在可行性和结果方面也有不同。绝大多数患者能够动员至少满足一次ASCT CD34+细胞数量，但仍有约15%动员失败。

再次动员时不推荐单独使用rh-G-CSF单药。对首次仅用rh-G-CSF单药动员失败者，可考虑化疗联合细胞因子作为再动员方案。对首次用化疗动员者，再动员可考虑另一种化疗动员方案。普乐沙福+G-CSF或普乐沙福+G-CSF+化疗已被证明可显著提高动员成功率，疗效优于G-CSF单药或G-CSF+化疗。

一般推荐首次动员失败至少2周后开始再次动员。

无论首次动员是否包含普乐沙福，联合普乐沙福再次动员都可有效降低动员失败率。在目前可选择的再次动员方案中，普乐沙福联合G-CSF的动员失败率最低，约小于30%。普乐沙福联合化疗可能是再动员有效策略，但不同化疗方案动员动力学差异较大，化疗动员联合普乐沙福的合适时机尚不确定，尚须开展前瞻性研究验证。

（二）采集自体造血干细胞

1.采集自体PBSCs

（1）采集时机和目标

研究显示，采集前的外周血CD34+细胞计数是判断采集时机和评价采集物质量最重要的参数，也是临床预测ASCT后造血稳定重建的唯一可靠的预测因素。应注意CD34+细胞计数检测方法的相对标准化和质量控制。单平台方法是CD34+细胞绝对计数的首选方法，它减少了室间差异和多台仪器间的系统误差。严格按照操作说明书调整细胞和抗体的最佳比；推荐采用反向抽吸法加样，以保证加入准确体积的样本和已知浓度的定量荧光微球；为避免荧光微球的丢失，在裂解细胞后不要离心洗涤。已有多个研究显示其他移植物亚群，如CD34+细胞亚群或免疫细胞亚群（B细胞、T细胞、NK细胞、树突状细胞），会影响移植后免疫恢复。同时多个报道显示动员方案对移植物的免疫组分和患者疗效有重要影响。因而干细胞动员不仅是大剂量治疗的重要组成部分，也可能是有效免疫治疗的一部分。

建议有条件的单位在采集前检测外周血CD34+细胞计数以识别动员不佳的患者，根据检测结果可分为"临界动员不佳"（11–19 CD34+ cells/μL）、"相对动员不佳"（6–10 CD34+ cells/μL）和"绝对动员不佳"（0–5 CD34+ cells/μL），后者预示达到采集目标值的可能性极低。如果外周血大于等于20 CD34+ cells/μL的理想阈值，应启动采集程序。当15~20 CD34+ cells/μL时，若不需要二次移植而无动员失败的危险因素，通常能采集到足够的数量。若外周血CD34+细胞绝对计数小于10/μL建议联合普乐沙福。

自体PBSCs目标采集剂量依赖于基础疾病。优质采集目标值为CD34+细胞大于等于$5×10^6$/kg，达标动员目标值为CD34+细胞大于等于$2×10^6$/kg。绝大多数NHL或HL（除外极少数HL患者需要二次ASCT）仅需要一次ASCT。输注的CD34+细胞量与ASCT后中性粒细胞和血小板的植入动力学相关。CD34+细胞数小于（1.5~

2.5）×10^6/kg会导致中性粒细胞和血小板恢复延迟，小于1×10^6/kg可致移植失败。普遍认为的最低目标剂量为2×10^6 CD34+细胞/kg。理想的目标剂量如（4~5）×10^6 CD34+细胞/kg与中性粒细胞（ANC）和血小板快速恢复、减少住院天数、减少血制品输注和抗生素使用等相关。动员采集大于8×10^6 CD34+细胞/kg定义为"超级动员"，但未发现输注如此高的细胞剂量与疗效和预后相关，同时也应考虑目标剂量与所需采集次数之间的平衡。对于需要两次甚至更多次ASCT的患者（主要是MM患者），必须在第一次大剂量化疗前采集到足够的目标剂量；每次ASCT的最低剂量也仍然是2×10^6 CD34+细胞/kg。对于充分评估ASCT可能使患者获益但采集不足2×10^6/kg的CD34+细胞时，在加强支持治疗的前提下，（1~2）×10^6/kg CD34+细胞也可支持ASCT治疗，但造血功能重建或恢复可能延迟。

（2）采集自体PBSCs

1）在进行造血干细胞采集之前需确认是否需要置管并取得知情同意。采集时，需要采血端和血液回输端建立循环。外周通路采血针头通常至少为17号，回输针头为18号。根据血管条件，采血端可选择外周静脉（首选肘正中静脉）进行一次性静脉穿刺或在颈内、股静脉进行中心静脉置管，也可选择动脉穿刺。回输端可以选择对侧肢体外周静脉穿刺，也可以选择中心静脉置双腔导管建立循环。

2）建立外周血HSC采集程序。单次白细胞分离采集的持续时间不应超过5小时，总采集次数不超过4次。若3~4次采集仍不能获得目标CD34+细胞数量，应考虑再动员策略。

3）循环血量每次8000~12000mL，也可根据患者体重适当调节循环血量。大容量白细胞单采术（larger-volume leukapheresis，LVL）处理的循环血量一般是患者血容量的3倍以上。增加采集循环血量的策略适合于具有动员失败高危因素或需要采集更高CD34+细胞数量的患者。大量研究显示提高循环血量可以在单次采集中获得更高的CD34+细胞数，同时并未影响所采集的CD34+细胞质量。特别是动员不佳的患者，采用LVL可获得更好的采集效果，有研究显示采集前外周血CD34+细胞计数小于20个/μl的患者使用LVL方式进行采集，干细胞数量可提高40%~100%。采集过程中自体供者可能会出现如恶心、疲劳、发冷、高血压、低血压、过敏反应、晕厥等不良反应。这个问题对于动员不足需要多次干细胞采集的自体供者来说很棘手，也可以使用LVL方案来减少采集次数，减轻患者痛苦。但并非所有患者均适合LVL策略，增大循环血量会增加抗凝剂中枸橼酸盐的暴露水平，可能增加低钙血症的发生。因此使用LVL方式进行采集的患者应严格监测电解质和凝血参数；采集过程中，为预防发生低血钙（主要表现为面部、手足、四肢麻木，严重者会出现抽搐或者呕吐症状），可给予葡萄糖酸钙口服或静脉滴注。同时循环血量较大时，可能出现显著的血小板下降，采集前后有必要按需输注红细胞和血小板以纠正贫血或血小板减少。同时采集容积增加带来输注容量的增加有可能增加二甲基亚砜（DMSO）相关心血管不良反应事件的风险。

1.采集自体骨髓

采集自体骨髓源自20世纪60年代，骨髓（BM）是HSCT的第一个干细胞来源。自1994年以来，由于细胞因子动员的PBSC（G-CSF以及需要时联合普乐沙福）具有造血功能重建速度快、移植相关并发症少等优点而被广泛应用于ASCT，约占ASCT的95%。

目前使用骨髓移植的两个主要方面是缓解期AML的

自体移植和在PBSC动员/采集不佳或失败后补充采集骨髓增加干细胞数量以确保移植后的更安全造血植入。多个EBMT的回顾性分析显示对于缓解期的AML，骨髓移植的疗效优于外周血干细胞移植。然而，动员不佳的患者也可能导致骨髓采集不佳。另外一个需要考虑的因素是既往病史，如果捐献者的骨盆有既往放疗史，会影响在后髂棘采集的骨髓数量。

（1）骨髓采集技术

骨髓采集的部位常为髂后上棘，通常在全身麻醉下进行，也有团队使用镇静或局部区域麻醉。骨髓采集技术因实施单位的具体实践而异。一般而言，应用采髓针在髂后上棘穿刺后，用抗凝剂预充后的注射器采出5mL以下骨髓。针和注射器退至皮下，转换到骨面另一个穿刺点，再重复抽吸。这个过程通过多点穿刺，直到达到目标骨髓量为止。为了避免血液的大量稀释，每个穿刺点应避免高强度的抽吸。将采集的骨髓收集到一个含有抗凝剂、培养基的收集袋中，摇匀后取样进行计数。在骨髓采集完成后，捐献者的血红蛋白浓度大多会降低。因此，在采集前，几乎所有的捐献者都需要进行自体备血，大约76%的捐献者在骨髓采集期间，或采集后的短期内，需要回输至少1单位的自体红细胞。如果捐献者在采集之前或者采集过程中需要输注异体红细胞或血小板，需要使用辐照的血液制品，以预防有活性的白细胞污染骨髓。

（2）采集目标

关于骨髓采集量，美国Be The Match网站规定，采集自体骨髓液容积上限为20mL/kg。采集细胞数通常根据患者体重来决定，单纯骨髓作为造血干细胞来源通常需要（2.0~3.0）×10^8/kg有核细胞（NC），保证有效、持久的植入和造血恢复。因此，在采集过程中，检查有核细胞总数（TNC计数）可以帮助估计所需的骨髓总量。BM可不常规进行CD34+评估，但在采集过程中或采集完成后对终产品进行CD34+细胞定量，以便于质量控制，也是评估所需骨髓总量的另一个方法。

（3）采集并发症

严重的骨髓采集并发症比较罕见。理论上讲，骨髓采集的两大危险是全身麻醉继发的死亡（1/20万）和由于骨针的机械操作不当造成的重大器官损伤。有研究显示骨髓收集后75%的人感到疲劳，68%的人感到骨髓采集处疼痛，52%者感到腰痛；平均恢复时间为16天。骨髓采集过程的持续时间和麻醉的持续时间都与骨髓采集后的疼痛和/或疲劳呈正相关。

（4）骨髓冷冻保存和质量控制

自体骨髓通常需要冷冻保存；与自体 PBSC 一样，冷冻保存并存储在液氮（-196℃）或液氮气相（-150℃）中。建议留存参考样本，进行包括活率、回收率测试等质量控制检测。

2. 儿童患者采集自体造血干细胞

从儿童采集造血干细胞面临挑战，不仅因为儿童的生理和解剖情况不同，而且儿童与成人患者相比，其心理、法律和伦理问题均有所不同。儿童患者采集造血干细胞应由有经验的团队进行，其医生和护理人员必须具备与患儿年龄相关的正常生理参数的工作知识，如生命体征、生长、发育、心理和运动等，同时善于与儿童、其父母和/或其法定监护人沟通。

造血干细胞的主要来源仍然是骨髓和 PBSCs。基本技术与成人使用的技术非常相似。与成人的主要区别是体重小，同时静脉通路的困难，特别是在干细胞单采时。髂骨穿刺采集骨髓或对于非常小的儿童，使用胫骨。动员最常用的细胞因子为 G-CSF，有研究显示普乐沙福（plerixafor）在儿童中使用也是合适和安全的。目前报道最小在体重低于6千克的小儿中成功采集PBSCs。在儿童患者中使用为成人构建的白细胞单采系统进行安全的单采，需要特殊的经验和技术。在儿童单采过程中维持血管内血容量的恒定至关重要，因此需要评估患儿在采集过程中流出体外的血量即体外血容量（ECV），也就是单采系统所有一次性组件中循环的总血量。ECV主要由采集设备决定，并且儿科患者的ECV较成年患者占总血容量（TBV）更大的比例，因此为了安全采集，应个体化评估ECV最大值。由于ECV超过TBV的15%时会出现急性失血症状，因此需要用血制品来预充管路，在预充时，只应使用辐照过和白细胞过滤的红细胞。同时，应计算单采过程中预期失血量以决定采集过程中是否需要静脉补液。建议在儿童患者中采集时间不超过4h。为保证较小儿童的体外循环系统获得足够的血液流速，应提前建立通畅的中心静脉导管，也可以用动脉导管替代。采集过程中使用枸橼酸钠抗凝，为了避免不良反应，可间断给予葡萄糖酸钙口服或静脉滴注。

四、冷冻保存自体造血干细胞

ASCT患者造血干细胞从采集到回输可能经历数周至数月，选择恰当的体外保存方式以保持其活性变得尤为重要；同时使用恰当的低温保存技术，可以使造血干细胞长期保存。

不同地区的实验室有不同的冷冻保存操作流程，经程控降温冷却后利用液氮在-196℃条件下储存，被证明是长期保存造血干细胞的有效方法。多个研究显示，外周血干细胞经-196℃液氮保存后，CD34+细胞无明显减少；在这种储存条件下，19年后CD34+ HSCs仍保持活力；同时还显示冷冻保存的时期并不影响移植后造血恢复。

自体干细胞接收时应对采集物登记并进行唯一识别编码（包含采集物信息和患者基本信息）。干细胞的冷冻应在B级背景下的A级环境中进行，具备专用、独立的制备区、制备设施和设备，且按照工艺规程进行操作。PBSCs采集后应按照ISHAGE（国际血液治疗和移植工程学会）的干细胞技术委员会指南进行体积测量以及NC、红细胞计数和基于流式细胞术CD34+细胞定量。

1.分装

采集物应分装至专用的冷冻存储袋中。冷冻前需调整采集物体积，通过离心去除血浆或用自体血浆、人血白蛋白稀释，在满足临床需求的同时最大限度减少冷冻袋数，合理有效地利用资源。操作过程中应考虑最高有

ASCT技术

第四章 技术应用方法及流程

核细胞（NC）浓度的限制，通常最大的可接受NC浓度为$4×10^8$/mL（冷冻前保存超过24h的细胞，冷冻的最大NC数应不超过$2×10^8$/mL）。

2.制备

多数实验室使用二甲基亚砜（DSMO）作为冷冻保护剂，并添加抗凝剂以维持干细胞悬液稳定，如枸橼酸钠-葡萄糖溶液（ACD-A）或肝素钠溶液。将分装好细胞悬液的冷冻袋抽空气体，用注射器缓慢注入冷冻保护剂，通常调整DMSO终浓度至不超过10%，混匀后快速排出冷冻袋中所有的气泡。以上操作全程须在0℃冰水混合物中进行，以免DMSO产热损伤细胞。将冷冻袋封口，置于冷冻保护盒中，放入程控降温仪。

3.程序降温和冻存

制备完成后的细胞在程控降温仪中，按照事先设置好的程序，起初以1℃/min的速度进行冷却，当温度降低到-14~-24℃时，产品开始从液体转变为固体。此时程控降温仪会经历一段时间的过冷来抵消相变释放的热量。当产品冷冻后，以1℃/min的速度继续冷却，直到产品达到-60℃。此时产品经程序降温控制下继续冷却，直至达到-100℃。最后将冷却完成的细胞转移至-196℃

的液相液氮或–150℃气相液氮中储存。应对细胞样品在冷却降温及储存过程中的温度进行监测。

如条件限制无法及时冷冻，采集物最多可以在2~8℃血库冰箱中保存72小时；但最好在48小时之内进行冷冻，以保持最佳的细胞活力。在细胞处理和储存过程中，应当在多个时间节点留取样本用于HSCs产品的质量控制。造血干细胞移植的常见质控指标包括细胞计数和分类、细胞活性测试、CD34+细胞计数、无菌测试和集落形成单位分析。其中真正能评价造血干细胞功能的只有集落形成试验，通常在临床实验室进行。然而CD34+细胞计数与植入速度及植入率之间也有类似的相关，并且能更快地得到检测结果，这使得它替代集落形成试验，成为评估移植物的质量控制指标。虽然集落形成试验的标准化操作仍存在困难，但它还是很有用的，尤其对长期保存的干细胞的质量评估。实验室应建立冷冻细胞的信息管理系统，确保细胞产品及质控样品的存储安全。干细胞深低温储存库的设计和建造应确保良好的存放条件，应有强通风和照明设施，以及必要的温度和气体监控设施。

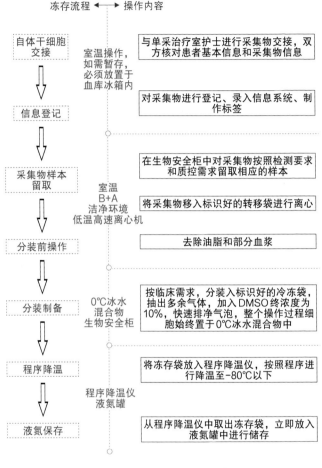

冻存流程 ◄──► 操作内容

自体干细胞交接
室温操作，如需暂存，必须放置于血库冰箱内
与单采治疗室护士进行采集物交接，双方核对患者基本信息和采集物信息

信息登记
对采集物进行登记、录入信息系统、制作标签

采集物样本留取
室温 B+A 洁净环境 低温高速离心机
在生物安全柜中对采集物按照检测要求和质控需求留取相应的样本

将采集物移入标识好的转移袋进行离心

分装前操作
去除油脂和部分血浆

分装制备
0℃冰水混合物 生物安全柜
按临床需求，分装入标识好的冷冻袋，抽出多余气体，加入DMSO终浓度为10%，快速排净气泡，整个操作过程细胞始终置于0℃冰水混合物中

程序降温
程序降温仪 液氮罐
将冻存袋放入程序降温仪，按照程序进行降温至-80℃以下

液氮保存
从程序降温仪中取出冻存袋，立即放入液氮罐中进行储存

图4 自体造血干细胞冷冻保存流程图

五、自体造血干细胞移植（ASCT）

为预防感染，我国大多数 ASCT 是在空气层流洁净病房/病床进行的。

（一）制订预处理方案

预处理是指在回输造血干细胞（移植）时（0天）前患者接受的大剂量化疗或/全身放疗。预处理是造血干细胞移植（HSCT）的开始，也是自体移植中的关键环节之一。其目的主要是尽可能清除患者体内还残留的肿瘤细胞（如骨髓瘤细胞、淋巴瘤细胞、白血病细胞等）或异常免疫细胞（如自身免疫性疾病），加深缓解深度，降低移植后复发的风险和/或延长生存。

理想的 ASCT 预处理方案原则包括具有良好的抗肿瘤活性且能通过隐藏肿瘤细胞的组织屏障，有效杀灭患者体内肿瘤细胞或异常细胞；明显的剂量效应关系，稳定药物吸收和代谢动力学；药物本身及代谢产物半衰期短，避免对回输的造血干细胞起细胞毒性作用；避免主要脏器的限制性毒性，相互间毒性无明显叠加等。预处理方案的选择应考虑包括年龄、合并症、疾病类型和疾病状态（包括 MRD 检测）等因素；儿童患者应强调考虑生长和青春期发育问题。ASCT 的预处理方案通常为清髓性预处理方案。

1.多发性骨髓瘤（MM）

大剂量美法仑（$200mg/m^2$）是 MM 患者 ASCT 的标准预处理方案。一些随机试验或队列研究比较了大剂量美法仑、大剂量美法仑加全身放疗、大剂量美法仑联合其他化疗（如白消安、环磷酰胺、硼替佐米或来那度胺）的疗效，但这些方案较大剂量美法仑单药均未展现出明显优势。医生可根据年龄、虚弱程度、肥胖或肾功的不同，调整美法仑的剂量。肾功不全者（血清肌酐清除率<60mL/min）可将美法仑剂量减低至$140mg/m^2$，安全性显著提高，但PFS和OS并无明显下降。一线双次自体移植的患者，第2次移植预处理美法仑剂量推荐为$140\sim200mg/m^2$。

2.淋巴瘤

常用的预处理方案分为单纯化疗方案及以全身放疗（total body irradiation，TBI）为基础的放化疗联合预处理方案，预处理方案的选择主要取决于各中心经验。ASCT目前尚无标准的预处理方案。以TBI为基础的预处理方案具有更多的近期和远期毒性，如继发第二肿瘤、肺毒性、生育障碍和白内障形成等；同时部分患者需接受或计划接受限制性毒性剂量的局部放射治疗。因而不包含TBI的联合化疗方案是更常用的预处理方案。

最常用淋巴瘤预处理方案包括BEAM（卡莫司汀、依托泊苷、阿糖胞苷、美法仑）和CBV（环磷酰胺、卡莫司汀、依托泊苷），以及由其衍生的BEAC（将BEAM方案中美法仑替换为环磷酰胺）。目前全球均存在卡莫司汀（BCNU）供货不足，在BCNU无法获得情况下可将其替换，如TEAM（将BEAM方案中卡莫司汀替换为塞替派）、BeEAM（将BEAM方案中卡莫司汀替换为苯达莫司汀），SEAM/LEAM（将BEAM方案中卡莫司汀替换为司莫司汀、福莫司汀或洛莫司汀）等等。高剂量卡莫司汀与IPS（特发性肺炎综合征）发生相关，合并有肺部疾患的患者也建议其他药物替代BCNU，以防止BCNU介导的肺毒性。此外，GBM（吉西他滨、白消安、美法仑）方案等预处理也越来越受到移植界学者重视。

原发中枢神经系统淋巴瘤（primary central nervous system lymphoma，PCNSL）建议选择以塞替派为基础的预处理方案，如卡莫司汀联合塞替派（BCNU+TT）、白消安、环磷酰胺联合塞替派（TBC），可提高PCNSL自体移植疗效。小于等于60岁及一般状况良好的患者，耐受性良好，可选择TBC三药联合方案，其复发率低于BCNU+TT两药联合方案；而大于60岁的患者，基于安全性和疗效的平衡，推荐选择BCNU+TT两药联合方案。

表8　常用预处理方案参考剂量如下（各中心可根据实际情况酌情调整）

预处理方案	常规剂量和用法
BEAM	卡莫司汀，300mg/m² d-7；依托泊苷，150~200mg/(m²·d) d-6~d-3；阿糖胞苷，200~400mg/(m²·d)，d-6~d-3；美法仑，140mg/m²，d-2
BEAC	CTX 1g/m² d-6~d-3；其他同BEAM
CBV	卡莫司汀，300mg/m²，d-6；依托泊苷，200mg/(m²·d)，d-5~d-2；环磷酰胺，1.2~1.8g/(m²·d)，d-5~d-2
SEAM	司莫司汀，250mg/m² d-7；其他同BEAM
BeEAM	苯达莫司汀，160~200mg/(m²·d)，d-7~d-6，其他同BEAM
TEAM	塞替派，8mg/kg，d-7；其他同BEAM
TECAM	塞替派，40mg/m²，d-5~d-2；依托泊苷，200mg/m²，d-6~d-3；阿糖胞苷，200mg/m²，d-4~d-1；环磷酰胺，60mg/kg，d-3；美法仑，60mg/m²，d-2~d-1

续表

预处理方案	常规剂量和用法
GemBuMel (GBM)	建议有条件中心在患者治疗前1周给予测试剂量IV Bu,32mg/m^2,持续输注60min,并测定Bu药代动力学参数 吉西他滨,−8和−3天,以75mg/m^{2}起始快速注射,然后以10 mg/(m^2·min)的输注速度,持续输注3小时以上,总量达到2700mg/m^2 白消安(Bu)−8~−5天,每天1次输注,持续输注3h,根据患者的药动学参数计算给药量,达到 AUC 4000 μM·min,4天总剂量16000 μM·min。[如无法获得药动学参数,给予固定剂量105mg/(m^2·d)] 美法仑,−3和−2天,60mg/(m^2·min)
TT−BCNU	卡莫司汀,400 mg/m^2,d−6;塞替派,每次5mg/kg,q12h,−5和−4天
TBC	塞替派,250 mg/(m^2·d),d−9~d−7;白消安(Bu),3.2mg/kg,d−6~−4;环磷酰胺,60mg/(m^2·d),d−3、d−2

3.急性白血病

对于急性白血病,全身照射/环磷酰胺(TBI/CY)方案[TBI 10−12Gy(分次或单次照射)+Cy 60 g/(kg·d)×2d]和白消安/环磷酰胺(BuCy2)方案[Bu 3.2 mg/(kg·d)×4d +Cy 60 mg/(kg·d)×2d]是目前应用最广泛的两种预处理方案。含TBI的预处理方案中常用TBI总剂量为10~12Gy,推荐分次照射,2~3次;如果条件不允许也可以单次照射，但总剂量不宜超过8Gy。

（1）急性髓系白血病（AML）

1）白消安/环磷酰胺（BuCy2）方案是AML患者ASCT最常用的预处理方案，最初应用于异基因移植，有较强的免疫抑制性。

2）白消安/美法仑（BU/Mel）方案也是可供AML患者选择的另一种预处理方案，在低危组中更具优势。

3）白消安/去甲氧柔红霉素（Bu/IDA）：应用蒽环类药物强化预处理抗白血病作用，此方案不良反应尤其是黏膜炎发生率较高。

4）新的尝试如依托泊苷（VP16）联合Bu作为AML ASCT预处理方案也有报道。

（2）急性淋巴细胞白血病（ALL）

1）以TBI为基础的预处理方案最为常用。TBI的优势包括：①具有较强的免疫抑制作用；②拥有广谱的抗肿瘤活性，而且与化疗药物之间没有交叉耐药；③可以穿透由于生理屏障造成的肿瘤细胞庇护所，如中枢神经系统和睾丸。文献报道TBI联合Cy方案（TBI/CY）较BuCy2方案复发率低、LFS高。多家移植中心常在TBI/CY基础上加用Flu、Arac或VP-16。中国医学科学院血液病医院应用TBI为基础的清髓性预处理方案3年累计复发率、NRM、LFS与同胞全相合造血干细胞移植相比无统计学差异，具体方案为：TBI（7Gy，d-7或3.3Gy，d-9~d-7）、环磷酰胺（40mg/（kg·d），d-6、d-5）、氟达拉滨（30mg/（m²·d），d-4~d-2）和阿糖胞苷（2 g/（m²·d），d-4~d-2）。

2）进一步改良的包含克拉曲滨（CLAD）、Ara-C的清髓性预处理方案也在ALL自体移植患者中取得了较好的疗效，具体方案为：TBI 3.33Gy/ d×3d 或美法仑50mg/（m²·d）×2d，CLAD 5 mg/（m²·d）×3d、Cy 40mg/（kg·d）×2d、Ara-C 2g/（kg·d）×3d。

（二）造血干细胞复苏和输注

造血干细胞回输前需解冻复苏，并进行相关质量控制，如细胞计数、细胞活性测试、CD34+细胞计数等。解冻复苏过程可影响细胞活性，因此冷冻袋必须在移植病房解冻。HSCs产物如果需要转运，必须放在具备温度监控的低温转运容器中运送，保持温度低于-150℃并且能持续监测温度。运送过程中应避免对产品X线照射，如有必要应对其进行人工检查。对产品的记录应随产品一起运输。接收机构必须有相应的操作规程，用于接收和检查HSCs产品。治疗医生在评估其完整性和相关文件后，负责实施造血干细胞移植治疗。

由于冷冻袋有破损的风险，干细胞复苏时应小心操作。将冻存干细胞从深低温环境中小心取出，确认产品的标识并确保包装的完整性。将冻存袋放入37℃水浴中，快速轻微震荡融化后，检查冻存袋无渗漏，表观无异常后，应在10~20分钟内使用标准输血器输入患者体内，以最大限度减少二甲基亚砜（DMSO）对造血干细胞的有害影响。以前用于清除DMSO的洗涤目前不常规进行，因洗涤过程造成HSCs的丢失和损伤影响较大。为最大限度地利用细胞剂量，在干细胞输注结束时可能会用无菌盐水对冻存袋和输血器进行冲洗，保证残留的细胞进入体内。输注造血干细胞产品，应分别在输注前、输注过程中以及输注后1小时内对患者的生命体征进行监测。如发生不良反应，需对生命体征进行更频繁的监测。

对最终移植物产物定义质量控制目标值，应根据当地的指南/法规或各治疗中心规范定期进行；在工艺验证、质量控制时以及冷冻保存时间大于2~5年的移植病例进行检测分析。在大多数欧洲移植中心，强制性的标准如下：NC浓度小于等于$4×10^8$/mL，CD34+细胞数目大于等于$2×10^6$/kg BW，每 mL 移植物红细胞浓度小于等于0.1mL，没有微生物生长以及冷冻和解冻后最低 NC 活率大于 50%。因此建议每份 HSCs 产物应该准备足够数量的参考样本，参考样本应该与细胞产品同时制备并且在分析前储存在同样的条件下大于 24 小时。

（三）支持治疗

血细胞三系减低持续时间延长增加风险，甚至发生致命性并发症。血小板计数低潜在出血风险，包括肺、消化道和颅脑等重要脏器。白细胞减少包括中性粒细胞和淋巴细胞减少导致感染发生，也是移植过程最常见的临床并发症。感染不单是细菌感染，还常见病毒和真菌感染，特别是处于重度骨髓抑制的患者。感染可能导致住院时间延长，延迟植入和/或永久的器官损伤。造血植入的平均时间为2~3周，但保护性免疫恢复需要数月甚至成年的时间。大剂量化疗和放疗可能导致显著的毒性，不仅为严重黏膜炎（口腔和消化道炎症），还可造成细菌易位发生相关感染和肺、心脏和肾脏等主要器官的多脏器功能衰竭。（详见第五节）

（四）ASCT后造血重建

成功植入是自体移植后的一个重要里程碑。由于G-CSF的使用，大部分患者会在造血干细胞回输后2周左右造血恢复（粒细胞>0.5×10^9/L、血小板>20×10^9/L）。但对于二次移植患者，其造血重建会有所延长。采集的造血干细胞数量（CD34+细胞<2×10^6/kg）及质量较差（CD34比例较低），都可能会造成造血重建延迟。造血重建延迟可影响维持治疗的实施，从而导致疾病复发风险增加。患者出院后应每1~2周查血常规一次，观察中性粒细胞及血小板变化。血小板延迟恢复时，可使用TPO受体激动剂治疗。极少部分患者3月后造血不能完成重建，应行骨髓穿刺检查明确原因。少数ASCT后不能脱离输血的患者，可考虑回输储存的造血干细胞。

总体来说自体移植患者移植后恢复时间短于异基因移植；由于回输的是患者自身造血干细胞，基本没有排斥反应，其他移植相关并发症的发生率也更低。但自体移植后免疫系统通常也需3~12个月才能完全恢复，这期间患者感染的风险仍然远高于健康人。所以对自体移植患者而言，出院后恢复过程对确保移植疗效同样具有至关重要的作用。

从移植病房出院后，患者还应该门诊随访每周2~3次，直至移植后+100天。应该让患者认识到移植是一个复杂的过程，在医院的时间只是治疗计划的第一部分。患者和家属应意识到整个恢复时间个体差异较大，并且通常需要1年时间。

六、移植后巩固/维持治疗

疾病复发或进展是ASCT治疗失败和死亡的最主要原因之一。ASCT后有效的巩固/维持治疗，旨在降低复发率或加深缓解质量，提高生存或延长生存。

（一）多发性骨髓瘤（MM）和其他浆细胞疾病

1. 多发性骨髓瘤（MM）

（1）巩固治疗

巩固疗法被定义为ASCT后的短期联合治疗，旨在改善缓解深度。自体移植后巩固治疗的地位目前仍存较大争议。两个大型研究BMT CTN 0702（STaMINA）和EMN02/HO95研究结果并不一致。尽管一些研究表明巩固治疗可以提高缓解深度和延长PFS，但巩固治疗是否可延长OS尚需更多数据。自体移植后巩固治疗的地位，很大程度上受到诱导治疗缓解质量的影响。建议接受硼替佐米/环磷酰胺/地塞米松（VCd）诱导的患者须考虑2

个周期的RVd方案进行巩固。

双次移植或串联移植（tandem transplantation）是指在第一次ASCT后的六个月内进行计划中的第二次ASCT。大多数临床试验证实，高危MM可从双次移植中获益。建议高危MM患者将双次移植作为巩固，即具有高危因素的MM患者在第一次移植后不管获得何种疗效，均建议在半年内进行双次移植。首次ASCT后未能达到VGPR的患者，再次进行ASCT患者获益。两次移植之间不进行巩固和维持治疗。首次ASCT后未能达到VGPR的患者，可再次进行ASCT并从中获益。

ASCT后使用与原有效诱导化疗方案相同或相似的方案继续治疗2~4个疗程称为巩固治疗。巩固治疗是移植后提高反应深度的一种方法。移植后是否需巩固治疗尚存争议，对于高危患者可考虑有效的诱导方案巩固2~4个疗程，随后进入维持治疗；对于非高危且ASCT后获得CR或以上疗效的患者，通常不建议进行巩固治疗。

（2）维持治疗

维持治疗应作为MM治疗不可或缺的一部分。ASCT患者在移植后无论是否巩固治疗均应进入维持治疗，最佳的维持方案应旨在延长缓解期而不影响患者的生活质量，但目前最佳的维持治疗方案和维持治疗时间尚未确立。

维持治疗通常于ASCT后3个月~100天、稳定造血重建后启动。既往维持治疗常应用化疗、干扰素及糖皮质激素等，由于疗效不确切，目前不再推荐。目前用于维持治疗的药物包括沙利度胺、来那度胺、伊沙佐米和硼替佐米等。最常用和推荐的维持治疗药物为来那度胺，推荐剂量是10~15 mg/d，直至疾病进展/复发或至少2年；肾功能损伤患者应用来那度胺需调整剂量。对于伴高危细胞遗传学患者，对于有高危因素的患者，主张给予联合蛋白酶体抑制剂的方案维持治疗；硼替佐米（每2周1次）或伊沙佐米4 mg（有肾功能损害者减少至3 mg），每个月的第1、8、15天使用。达雷妥尤单抗的维持治疗也在临床试验中。目前还无充分证据表明需要根据反应深度（如是否达到完全缓解或MRD阴性）来调整维持治疗的方案和时间。

系统性轻链淀粉样变性（AL）、其他单克隆免疫球蛋白相关沉积病或POEMS综合征患者ASCT之后不推荐行常规巩固和维持治疗，特别是取得满意治疗反应（≥非常好的部分缓解，VGPR）的患者。

（二）淋巴瘤

ASCT后复发仍是淋巴瘤最常见的死因之一；因而ASCT后的维持治疗对于降低患者复发风险具有重要价值。对于巨块型或残留病灶的患者，HSCT前（后）可给予受累部位放射治疗，以获得更好的缓解或降低局部病灶复发，但对生存的影响不确定。移植后放疗的时机通常为HSCT后1~3个月，且造血功能完全恢复。

（1）霍奇金淋巴瘤

对于具有至少1项高危特征、既往未接受过维布妥昔单抗（BV）治疗或接受过4-6疗程且治疗有效的患者，推荐BV作为ASCT后维持治疗。建议最多不超过16疗程（每3周为1疗程）；若发生不能耐受的毒副反应或疾病复发/进展，应停止BV治疗。对于BV难治的cHL患者，不应再给予BV治疗。目前尚无足够的证据表明ASCT前PET/CT检查对ASCT后维持治疗具有指导价值。高危特征包括原发难治经典型霍奇金淋巴瘤、一线治疗结束小于12月的早期复发患者、挽救治疗前合并结外侵犯、移植前挽救治疗的最佳治疗反应为部分缓解（PR）/疾病稳定状态（SD）、复发时伴随B症状或接受大于等于2线挽救治疗等。

Ⅱ期临床研究中，PD-1抑制剂Pembrolizumab用于R/R cHL患者ASCT后的巩固/维持治疗（8个周期，$n=30$）也显示较历史对照明显提高了PFS。BV联合PD-1抑制剂Nivolumab用于R/R cHL患者ASCT后的巩固/维持治疗的临床试验/研究也在进行中。

（2）弥漫性大B细胞淋巴瘤

不推荐应用利妥昔单抗作为ASCT后维持治疗。其他新药（如硼替佐米、来那度胺、BTK抑制剂、Bcl-2抑制剂及细胞治疗等）仅限于临床试验或临床研究。

（3）套细胞淋巴瘤：

推荐在ASCT后进行利妥昔单抗维持治疗（375 mg/m²，每2~3个月1次，共2~3年）。若发生不能耐受的毒副反应或疾病复发/进展，应停止利妥昔单抗维持治疗。近期有研究显示ASCT后予来那度胺10~15 mg/d，第1~21天，每周期28 d，维持治疗24个月，较不维持治疗者也显示显著延长PFS时间。其他新药（如硼替佐米、BTK抑制剂、Bcl-2抑制剂及细胞治疗等）仅限于临床试验或临床研究。基于微小残留病监测的预先清除（pre-emptive）治疗策略有待于临床研究的探讨和证实。

（4）滤泡性淋巴瘤

对于再治疗有效的患者，推荐采用利妥昔单抗每2~3个月1次，共4次。而对于利妥昔单抗耐药（如利妥昔单抗治疗6个月内疾病复发/进展）的患者，不推荐AS-CT后利妥昔单抗维持治疗。

然而，鉴于近年来淋巴瘤领域的新药不断涌现，ASCT后维持治疗策略随之也将发生显著的变化。

（三）急性白血病

移植后原发病复发是自体移植失败的主要原因，因此ASCT后的维持治疗十分必要。在患者稳定造血重建后，应开始移植后维持治疗。

1.急性髓细胞白血病（AML）

在AML患者中，ASCT后维持治疗的研究尚不充分。DNA去甲基化药物如阿扎胞苷或地西他滨、BCL-2抑制剂、靶向于FLT3-ITD的酪氨酸激酶抑制剂（TKI）、组蛋白去乙酰化酶抑制剂等药物在AML患者ASCT后维持治疗中的应用和效果值得进一步探索。

2.急性淋巴细胞细胞白血病（ALL）

目前，急性白血病患者ASCT后的维持治疗主要应用于ALL患者，目前维持治疗时间为尚有争议，目前多为持续至移植后 1~2 年，但仍需前瞻随机研究结果支持。维持治疗方案通常包括维持化疗和免疫治疗等。

1）维持化疗。包括 VP 方案：长春新碱 2 mg/d，第 1 和 8 天；泼尼松 30~40 mg/d，第 1-14 天。以及 MM 方案：6 巯基嘌呤（6-MP）60 mg/（$m^2 \cdot d$），第 1-14 天；甲氨蝶呤 15~20 mg/（$m^2 \cdot d$），第 1 和 8 天。在自体移植后患者白细胞恢复至 $3×10^9$/L 且血小板达 $50×10^9$/L 以上时开始，维持化疗每月应用，两种方案交替进行。

2）免疫治疗包括间断性应用白细胞介素-2 和化疗联合干扰素-α。

3）靶向于 BCR/ABL 的酪氨酸激酶抑制剂（TKI）应纳入 Ph+ ALL 患者 ASCT 后至少 1 年的维持方案中。

七、移植后评估和随访

移植是一个复杂的过程，在医院住院治疗的时间只是治疗计划的第一部分。从移植病房出院后，患者还应门诊随访每周 2~3 次，直至移植后+100 天。通常移植后的第一年每 3 个月进行一次疗效评估，第二年起每 6 个月一次。如患者疾病指标不稳定，需缩短两次评估的间隔时间。应告知患者移植是需要长期随访和护理的治疗；尽管接受了移植治疗，仍然可能发生疾病持续存在或复发；患者 HSCT 前、中、后期均存在发生多种并发症的风险，严重并发症/合并症会严重影响患者的生活质量，因而患者有必要采取健康的生活方式，同时应采取预防措施，发现和治疗可能的并发症。短期和长期疾病控制者应进行定期和系统的筛查，同时应给予健康生活习惯建议。监测应该是多学科的，包括血液科、其他医学专家、初级保健医师、护士和心理健康专家等的参与。

1. ASCT 后评估和随访

表9　ASCT建议随访计划和项目

时间点	监测项目
至+100天	直到血液学完全恢复,推荐居住于医院附近 推荐项目:根据病人的情况调整频率 ●临床评估,必要时血制品输注 ●基础血液学和生化检查 ●不同疾病的特定标记
+3个月	评价原发疾病状态 推荐项目:根据病人的情况调整频率 ●体格检查、血液学和生化检查、主要脏器功能的检查 ●血液学和生化复发,特定的肿瘤标记 ●MRD评估:免疫表型和根据疾病特定的分子标记 ●BM活检:NHL,HL之前骨髓侵犯的患者 ●根据原发疾病合适的影像学检查

时间点	监测项目
长期随访监测	2年内至少每6个月访视一次,随后每一年访视一次 推荐项目:根据病人的情况调整频率: ●注意基础疾病5年内进展或复发的可能性;临床怀疑复发时应按照初诊检查;如出现临床复发,需启动复发后治疗 ●接受化疗+放疗的患者,尤其应注意第二肿瘤或继发性MDS的发生

2.疫苗接种

对于HSCT受者，无论自体或异基因造血干细胞移植、成人或儿童，均应常规接种疫苗。不同于实体器官移植（SOT）患者移植前接种疫苗是疫苗接种计划的重要组成部分，HSCT受者移植前免疫接种不足以维持移植后长期免疫；为了保护HSCT患者，无论之前的接种史，需要移植后接受一系列完整的疫苗接种。

八、自体造血干细胞移植护理

（一）自体造血干细胞移植动员的护理

1.患者准备

动员前了解患者身体及心理基本状况，帮助患者将身心调整到最佳状态；保证睡眠及营养。

2.健康教育

护理人员向患者介绍动员的流程，重点讲解可能出现的并发症的表现及处理原则，制定干预计划并实施预防性护理。

3. 患者评估

准确测量患者身高和体重的基线水平、密切观察血象变化、动员期间不良反应、患者外周血管情况及造血干细胞动员不佳的高危因素。

4. 预期症状护理

（1）骨髓抑制期预防感染

造血干细胞动员期间大剂量的化疗用药会使患者出现骨髓抑制。骨髓抑制期预防患者感染参照中国临床肿瘤学会（CSCO）肿瘤放化疗相关中性粒细胞减少症规范化管理指南执行。

（2）普乐沙福/G-CSF常见副作用的护理

1）头痛/骨痛或流感样症状：遵医嘱应用镇痛药物。

2）胃肠道症状：如发生恶心呕吐或腹泻腹胀，遵医嘱对症应用药物。

3）注射部位的皮肤反应：密切观察注射部位皮肤情况，如有异常更换注射部位。

4）血小板减少：每日监测患者血小板计数，指导患者预防出血。

5）体位性低血压：指导患者变换体位时动作缓慢。

（二）病房环境要求

患者在移植期间应入住千级及以上层流病房或病床，病房/病床内的洁净度要求应符合《医院消毒卫生标准》中医疗机构I类环境中其他洁净场所（洁净骨髓移植病房）的要求，其中空气洁净度达6级或5级。工作人员应每日对层流病房/病床进行擦拭消毒；同时由专业人员定期维护、保养、检修、更换净化设备；层流病房内水龙头处建议使用滤水器；每月对层流病房/病床的空气、物体表面、工作人员的手等进行采样、送检，其监测结果应达到GB 15982的要求。层流病房/病床内的环境应舒适并体现人性化，一般病房/病床内温度宜为22~26°C；相对湿度宜为50%~70%；噪声不超过45dB。

（三）自体移植前患者护理措施

（1）移植前1~2周，协助医生完成移植前查体。

（2）移植前1周，针对患者情况进行全面系统的护理评估，了解患者身体状况、心理状态、静脉通路、营养状态、社会家庭支持系统等相关问题。

（3）移植前1~2天，做好皮肤清洁、剪短指/趾甲及毛发处理工作。

（4）入层流病房/床前1天，遵医嘱应用肠道清洁药物，服药后进无菌饮食。

（5）入层流病房/床当天使用皮肤消毒剂进行全身药浴，同时做好五官清洁。

（6）根据治疗护理需要，提前准备移植期间所需生活物品及药品。

（四）自体移植患者静脉通路管理

（1）外周造血干细胞采集静脉通路的建立与维护

采集前应评估患者双侧肘部静脉条件，建立两条有效的血管通路，同时保证血流量达到60~100mL/min。血管粗、直、弹性较好者采用外周静脉通路，使用16G一次性钢针及18G留置针分别作为采血端及血液回输端通路；患者年龄较小、血管条件差时，采用深静脉置管，一般采用双腔CVC作为采血端及血液回输端通路。维护操作按《临床静脉导管维护操作专家共识》（2019版）执行。

（2）自体移植期间及移植后静脉通路的建立与维护

置管前应评估患者的一般身体状况、外周静脉血管及带管情况、预处理方案及患者的配合度等，至少建立一条中心静脉通路。自体造血干细胞输注前首先评估导管流速，在流速不能满足输注要求时，使用18G或20G留置针，位置最好在肘正中。维护操作按《临床静脉导管维护操作专家共识》（2019版）执行。

（五）预处理期间的护理措施

（1）做好患者的安全管理，定期评估患者身体状况，根据评估结果采取针对性的护理措施，避免患者发生压力性损伤、跌倒坠床等不良事件。

（2）严密监测患者生命体征、体重，准确记录出入量，监测尿pH值变化。

（3）遵医嘱正确给药，观察用药后不良反应并及时处理。

（4）口腔黏膜炎的预防及护理：加强漱口，口腔低温治疗及红外线照射（620~750nm），常规进行口腔护理可在一定程度上降低口腔黏膜炎的发生概率。

（5）恶心呕吐的预防及处理：遵医嘱预防性应用止吐药物。

（6）腹痛腹泻的预防及处理：及时留取便培养，遵医嘱给予止泻药物，并做好肛周护理，严重腹泻时采取液体复苏。

（7）饮食指导：根据患者情况，选择清淡、易消化、富营养的饮食。

（六）自体造血干细胞输注的护理

（1）将水浴箱温度调整到37~42℃备用，备好抢救药品及物品，建立可满足输注条件的静脉通路，提前30 min遵医嘱给予抗过敏药物，连接符合要求的输注装置。

（2）冻存造血干细胞由专职运送人员送至病房。护理人员与运送人员双人核对，核对内容：姓名、性别、年龄、住院号、科别、采集日期、输注种类、输注容积、造血干细胞计数等。

（3）冻存造血干细胞应在恒温水浴箱中1分钟内快速融化，融毕快速传入病室。

（4）在造血干细胞输注过程中应严格执行无菌操作，管路接通牢固，严防渗漏。输注前后用生理盐水冲洗输血器，输注完毕可反复冲洗血袋3次，防止浪费，同时密切观察患者生命体征变化。造血干细胞输注应遵循先慢后快原则，输注时间不宜超过20 min，不可同时输注其他液体。患者会呼出大蒜样气味，可指导患者张口深呼气。

（5）造血干细胞输注过程中观察患者有无发热、血压升高或降低、腹痛、头痛、呼吸困难、血氧饱和度下降、排尿异常、出血/溶血等并发症，如出现并发症，立即通知医生，按医嘱用药（如皮质类固醇、抗组胺、利尿剂、肾上腺素、血管加压药），并根据需要进行氧疗。

（6）告知患者回输后尿色变红是保养液中的酚红指示剂由肾脏排出所致，一般无须特殊处理，遵医嘱进行碱化利尿，详细记录24小时出入量，监测肾功能即可。

（七）骨髓抑制期及并发症的护理

（1）感染的护理：评估患者一般情况及血象变化，注意观察口腔、肛周、皮肤、导管等处的情况。密切监测患者生命体征变化，遵医嘱对症处理，严格掌握补液原则。防止感染性休克或多脏器衰竭的发生。

（2）口腔黏膜炎的护理：使用分级量表评估口腔黏膜炎的严重程度，观察有无红肿、红斑、溃疡、疼痛等。重视常规口腔护理以降低口腔黏膜炎的发生率。保持口腔清洁与湿润，出现口腔黏膜炎导致的急性疼痛时可使用阶梯镇痛法进行治疗。

（3）腹泻的护理：严密观察患者腹泻次数及量、腹部痉挛性疼痛、腹胀及肠道出血等情况，记录大便次数、颜色、性状、量及伴随症状，评估有无脱水。每次便后温水清洁患者肛周皮肤，动作轻柔，使用皮肤保护剂预防肛周皮肤破溃。

（4）出血的护理：注意观察发生部位、程度。有出血风险的患者进行有创操作时，需采取压迫等局部止血措施。重度出血时密切监测意识、心率、血压、呼吸、肢体温度、皮肤／甲床颜色、周围静脉特别是颈静脉充盈情况、尿量等，立即建立静脉通道予血制品输入。

（5）营养支持：每周监测营养状况，使患者获得足够的营养摄入。必要时给予肠外营养，并注意配制的环境、有无配伍禁忌、输注速度、输注反应及输注后的监测等。

（八）心理护理及健康教育

移植病人大多数了解自己的病情，面对造血干细胞移植的过程，心情很复杂，既渴望通过这一治疗能治愈，又对治疗可能面临的并发症有一定的顾虑。自体移植后还有较长的康复及随访过程，所以针对自体移植患者的心理护理和健康教育应贯穿治疗及康复的全过程。

（1）移植前的心理疏导：充分了解患者既往病史和家庭社会关系，及时掌握可能对患者产生负面影响的因素，要不断鼓励患者，树立战胜疾病的信心和勇气；建议亲友与患者多谈心，以解除他们的思亲之情，让他们以最佳心理状态积极地配合治疗和护理；科室定期举办病友会，请已经痊愈的移植患者来科室为准备移植的患者进行宣讲，借用"榜样的力量"帮助患者提升自身心理弹性，帮助他们树立重生的信心。

（2）移植期间的心理护理及健康教育：预处理时期化疗药的毒副作用及移植后细胞生长慢，病人易出现悲观、紧张、焦虑等情绪反应。药物的毒副作用又可引起病人直接和间接的心理应激反应，因此，除了针对各种副作用制定出相应的护理计划外，更要经常与病人交谈，像朋友、像亲人一样给予关心、照顾，特别是在病人有不适反应时，给予安慰和支持，消除病人的恐惧和悲观心理。

（3）出院后康复及随访的健康宣教：指导患者院外健康生活方式，做好患者院外并发症的自我观察和预防；向患者介绍自体移植后复查的必要性和重要性，确定后续来院复查时间，告知医院联系方式；鼓励病人参加适当的社会活动，有助于患者实现创伤后成长，使其积极面对生活。

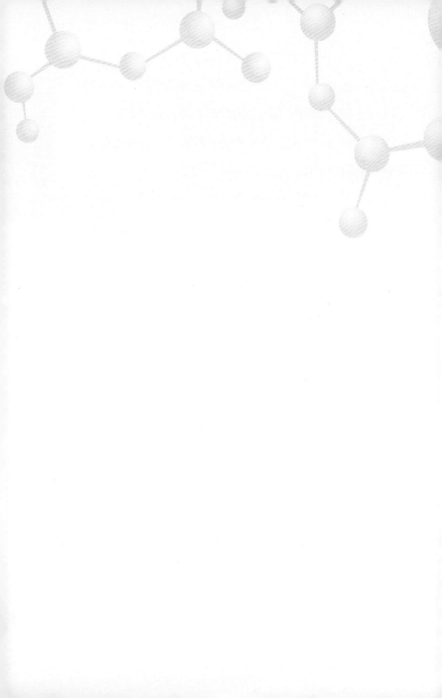

第五章

不良反应及处理和支持治疗

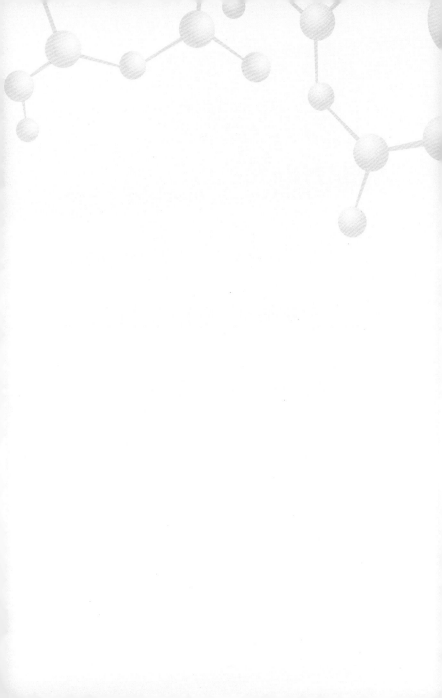

造血干细胞移植（HSCT）是目前许多恶性和非恶性疾病的有效治疗手段。尽管该领域不断取得进展，HSCT仍然是一种高度复杂的治疗方式。接受ASCT的患者在其过程中的不同阶段可发生多种并发症，包括中性粒细胞减少、肝脏和肺部并发症、出血及血栓相关并发症、黏膜炎、腹泻、第二肿瘤等。及时和早期发现、诊断和处理相关毒性和并发症，是保证移植成功的关键之一。

一、口腔黏膜炎

口腔黏膜炎（OM）是HSCT治疗中最常见的毒副作用之一，是放化疗引起的口咽部和消化道炎症，表现为口腔黏膜的疼痛性炎症和溃疡，主要症状包括口腔和腹部疼痛，咀嚼、进食、饮水、吞咽和说话困难以及味觉改变和腹泻等。绝大多数（75%~99%）接受大剂量放化疗预处理方案的患者会发生OM。严重的OM显著影响生活质量（QoL），并加重其他并发症的发生，如感染和营养摄入不良而导致的体重减轻、营养不良等。

1.预防

（1）在预处理前、后，每天由训练有素的护理人员进行评估，应采用有效可靠的评估工具。

（2）患者/家长教育应强调最佳口腔护理的重要性，以尽量减少治疗前、中、后的口腔问题。预防的关键是保持良好的口腔卫生和良好的依从性，包括：①预处理结束前每天用柔软的尼龙牙刷刷牙两到三次；②鼓励非致龋饮食（高发酵碳水化合物含量和黏性食物，例如含糖和淀粉的食物）；③用生理盐水或碳酸氢钠漱口，每30~60分钟1次。

Palifermin（Kepivance）是一种重组人角质细胞生长因子（KGF），能降低严重口腔炎的发生率，缩短病期。应在放化疗前24小时内、放化疗中及放化疗后24小时内给予。

口服低温冷冻疗法，即在给药期间将口含冰片于颊黏膜，是一种易于应用和经济有效的预防OM的方法，对于预防大剂量美法仑治疗后的黏膜炎有比较明显的效果。大剂量美法仑治疗期间使用冷疗法可使血管收缩，口腔血流量减少，从而减轻了细胞和组织与化疗的接触。但对于口腔/黏膜组织存在肿瘤的患者给予冷疗法是不合适的。此外，冷疗法不能用于有其他基础疾病的患者，如牙齿对于冷敏感以及其他原因不能耐受冷疗法的患者。应在大剂量美法仑给药前15~30分钟开始含入冰片，在给药期间持续含冰直至给药后一定时间。

2. 治疗和管理

治疗的目的是治疗症状（包括疼痛）、教育患者、预防感染和创伤，需要时给予营养支持。

严重黏膜炎通常出现在移植极期，处理多以抗感染、局部消毒、止痛及补充维生素等为主要手段，如果不发展为严重感染，多在中性粒细胞恢复后缓解。一些局部治疗措施可能缓解局部症状和疼痛，如：①冰片、冰袋局部冷敷减轻疼痛和肿胀，每2小时敷15~20分钟；②局部麻醉药物含漱，如利多卡因、苯佐卡因和苯海拉明等；③局部应用黏膜保护剂：抗酸剂、纤维素薄膜形成剂和凝胶等。如果局麻不足以缓解疼痛时可以使用全身性麻醉性镇痛药。光治疗显示对预防和控制OM有一定疗效。

二、胃肠道并发症

胃肠道并发症是最常见的移植并发症之一。肠黏膜由分裂细胞组成因而易受化疗损伤；同时血管丰富，常与肠道菌群接触，免疫活性细胞含量高。导致胃肠道并发症的原因多种多样，特别是药物毒性、感染和移植物抗宿主病（GVHD）。详见本指南《胃肠保护》分册。

ASCT过程中的常见胃肠道并发症包括以下几种。

（一）恶心/呕吐

1. 类型

急性发作：化疗后24小时内（高峰4-6小时），持续24~48小时。

迟发型：发生在化疗后24小时以上（高峰在2-3天），持续时间较长。

2. 病理生理学

（1）通过化疗直接激活脑干中的呕吐中枢，从而触发胃肠道中的目标器官。

（2）胃肠道黏膜损伤，引起迷走神经刺激和神经递质（血清素、神经激肽1、多巴胺）释放，引起呕吐中枢的反射性刺激。

（3）放射治疗引起的神经递质释放刺激呕吐中枢伴随脑水肿。

3. 常见病因

（1）直接由预处理大剂量放化疗诱导。

（2）其他药物：阿片类药物，制霉菌素，两性霉素B，伏立康唑，伊曲康唑，磺胺类药物等。

（3）感染：CMV，HSV，VZV，真菌，细菌，诺瓦

克病毒，轮状病毒，寄生虫等。

（4）其他：肝脏疾病如VOD和病毒性肝炎、肾上腺机能不全和胰腺炎。

4. 分级

按照CTCAE分级。

5. 治疗

治疗经常无效或效果不佳，因而预防恶心/呕吐是临床管理的主要内容。

6. 预防

药物选择依赖于使用的具有最高致呕性的药物。应用短效（如欧丹司琼）或长效（帕洛诺司琼）5羟色胺受体拮抗剂，联合/或不联合地塞米松2~10 mg，静脉注射。对于顽固性化疗相关性恶心/呕吐，包含NK-1受体拮抗剂阿瑞匹坦的三联方案对预防预处理相关呕吐具有良好疗效。还可推荐联合应用作用于H1组胺受体的药物（茶苯海明和环己嗪）或具有抗多巴胺能作用的药物（奥氮平和左旋美丙嗪）等。

（二）腹泻

1. 常见病因

HSCT后前期腹泻最常见的病因是预处理毒性。肠道感染包括艰难梭状杆菌、病毒（CMV、VZV、轮状病毒、诺如病毒、星状病毒、腺病毒等）、寄生虫（鞭毛虫、圆线虫、隐孢子虫等）和念珠菌等。引起移植后早期肠道感染的致病病原菌中，细菌引发感染的时机通常早于病毒。药物如部分抗生素、霉酚酸酯、口服营养补充剂等也可引致腹泻。其他导致腹泻的原因还可见胰腺炎/胰腺功能不全、乳糖不耐受/双糖酶缺乏、吸收不良、炎症性肠病、肝脏和胆囊疾病等。

2. 诊断和鉴别的检查

HSCT后腹泻的标准检查包括大便培养，艰难梭菌毒素A和B的检测，梭菌抗原，粪便和/或血液病毒检测；阴性时，进行aGVHD和CMV活检的内镜检查。然而，当这些检测被证明为阴性时，必须考虑广泛的原因。

1. 分级

按照CTCAE分级。

2. 治疗

（1）主要是针对已知或怀疑的病因治疗，但应该考虑复合病因。

（2）辅助治疗，调整饮食。包括不含乳糖或谷蛋白饮食；限制饮食（低粗粮，低残留，低或不含乳糖）；暂时限制口入，必要时胃肠外营养（PN）。

（3）对症支持治疗，避免液体流失和电解质紊乱。

（4）监测和补充蛋白质丢失（白蛋白，丙种球蛋白）。

（5）若考虑为预处理毒性，可口服洛哌丁胺 2~4mg，每6小时1次止泻。

（6）必要时奥曲肽应用减少胃液和肠液分泌。

（三）食管炎/胃炎

主诉胃烧灼感和/或上腹痛，最常出现在预处理和黏膜炎期间。主要病因为黏膜炎、药物损伤、胃 pH 值改变、消化性溃疡和真菌性食管炎。根据临床症状，必要时辅助内窥镜检查诊断。

主要根据病因治疗，抬高床头并考虑质子泵抑制剂和其他对症治疗（如海藻酸盐、抗酸剂和局部局麻药）。如果患者无法吞咽，必要时需要全身镇痛治疗。

（四）消化道出血

常见病因包括血小板减少、食管损伤、食管炎、结肠炎，肛裂或静脉曲张，病毒感染，移植物抗宿主病，血浆凝血功能障碍等。详见"出血并发症"章节。

（五）阑尾炎

通常是大肠壁坏死，与化疗毒性和细菌过度生长有关。多发生在移植后30天内，患者通常主诉右下腹部疼痛，常伴有发热；还可能出现恶心、呕吐、腹壁张力增加和水样血性腹泻等。临床和腹部超声或CT检查显示肠壁增厚，通常局限于单一区域，如回盲肠或升结肠；极少数严重者可导致肠穿孔和腹腔积气，预后差。

给予抗生素治疗和肠道休息。避免手术干预。

（六）胰腺疾病

可表现为胰腺功能不全和萎缩或急性胰腺炎。常见病因为预处理毒性、药物（强的松，他克莫司）或结石等。功能不全和萎缩患者出现低血清胰蛋白酶原和粪便弹性蛋白酶-1增高，影像学可见胰腺萎缩。急性胰腺炎患者生化脂肪酶和淀粉酶升高，粪便脂肪升高，超声/CT显示胰腺水肿。急性胰腺炎时对症、支持治疗，奥曲肽抑制胰酶和消化酶分泌；胰腺功能不全给予替代治疗。

三、出血性膀胱炎和肾功能障碍

（一）出血性膀胱炎（hemorrhagic cystitis，HC）

出血性膀胱炎（HC）也是造血干细胞移植后常见

的并发症。根据HSCT后发生的时间，HC分为早发和迟发性。早发性HC通常发生在预处理方案结束后的48小时内，是药物代谢物和放疗对膀胱黏膜直接毒性作用的结果；迟发性HC通常发生在中性粒细胞移植期（2~4周）或HSCT后的第2~3个月。同时存在出凝血异常、严重血小板减少和黏膜炎症是任何类型HC的易感因素。

1.危险因素

迟发性HC的主要危险因素是多瘤病毒BK（BK-PyV）感染，而其他病毒如腺病毒（ADV）、巨细胞病毒（CMV）和HHV6很少涉及。超过90%的成人BKPyV血清呈阳性。在原发感染后，病毒潜伏在肾小管上皮细胞和尿路上皮细胞中，并可在宿主免疫控制失去建立病毒特异性t细胞应答能力时进行复制。

2.发病机制

目前HSCT后HC的病理模型是多因素的综合效应，包括高负荷复制病毒引起的膀胱黏膜层广泛的细胞病变损伤、预处理方案诱导的化学性（如环磷酰胺的中间代谢产物丙烯醛）或放射性损伤以及针对膀胱黏膜的供体细胞同种异体免疫反应。BKPyV病毒尿和病毒血症是BKPyV-HC的特异性和敏感性预测因素：尿BKPyV载量

>1×10⁷基因组拷贝/mL 对 HC 的敏感性为 86%，特异性为 60%，而血液 BKPyV 载量>1×10³基因组拷贝/mL 对 HC 的敏感性为 100%，特异性为 86%。

3. 诊断

BKPyV- HC 的临床诊断是基于膀胱炎的临床症状/体征，如排尿困难、尿频尿急、下腹痛、大血尿的存在，同时存在 BKPyV 病毒尿，病毒载量为 7log10 拷贝/mL。

血尿的严重程度可分为四类：镜下血尿（1级）、肉眼血尿（2级）、肉眼血尿伴血块（3级）、肉眼血尿伴血块伴尿路梗阻、继发肾衰竭。

通过筛查 BKPyV 病毒尿和病毒血症发现无症状的 HC 患者仍然处在临床试验中，目前不推荐，同时尚未建立抢先（pre-emptive）治疗策略。

4. 预防

有效的预防措施仅适用于早发性 HC，且无特异性。如在接受大剂量环磷酰胺（CY）作为预处理方案一部分的患者中，用美司钠解救，并在 CY 前 4 小时到停用后 24~48 小时大量静脉补液，2500~3000mL/m²[或 100 mL/（kg·d）]，持续均匀滴注，保持水电解质平衡。CY 及其代谢物丙烯醛可损伤膀胱黏膜，碱化水化、强迫利尿和美司钠应用都减少了膀胱黏膜对丙烯醛和其他有毒分解代谢产物的暴露。

在迟发性HC的病理模型中，BKPyV复制通过其细胞病变效应加重膀胱黏膜损伤，并诱导供体同种异体异体反应靶向膀胱黏膜。环丙沙星被一些研究用于预防以减少BKPyV的复制；但环丙沙星的疗效较弱，仅限于降低BKPyV的复制，而没有显著影响HC的发生率。考虑到诱发细菌耐药性的风险以及儿童肌腱炎和关节损伤的风险，不建议因此目的使用氟喹诺酮类药物。

5. 治疗

西多福韦（cidofovir）是一种核苷酸类似物，可以抑制多种 DNA 病毒，如 CMV、ADV、HHV6、HSV、HVZ 和天花，可以更有效地控制 BKPyV 的复制。西多福韦的药代动力学特性是其活性代谢物的半衰期长达15~65小时，故而允许每周给药。鉴于其具有明显的肾小管毒性风险，西多福韦仅仅用于治疗目的。可通过碱化水化和使用丙磺舒（probenecid）抑制西多福韦进入肾小管上皮细胞降低肾毒性。但目前其最佳剂量、给药方式和给药频率上没有达成一致意见。大多数研究静脉使用西多福韦3~5 mg/kg（每周）或每两周1次与丙磺舒联合使用以降低肾毒性，74%的患者获得完全的临床反应，38%和84%的患者尿和血液病毒载量至少下降1个log。主要不良反应如预期的肾毒性，18%的患者血清肌酐轻度至中度升高。第二种更常见的治疗方案是使用西多福韦，剂量为0.5~1.5 mg/kg而不应用丙磺胺，每周给药1~3次。在83%的患者中观察到完全的临床反应，分别在62%和67%的患者中尿液和血液中的病毒载量显著降低。该方案20%的患者发生轻度至中度肾毒性。可以降低肾毒性风险的另一种途径是膀胱给药西多福韦，每周闭管膀胱导管1~2小时（剂量为5 mg/kg）。尽管试验仅限于少数患者，显示43%的患者有总体临床反应，约50%的患者有病毒学反应。

来氟米特（leflunomide，一种具有免疫调节和抗病毒活性的抗代谢物药物）也获得了初步令人鼓舞的结果，而阿糖腺苷、口服左氧氟沙星、FXIII浓缩液、膀胱内透明质酸钠和雌激素也获得了成功的治疗报道。

高压氧治疗和局部应用纤维蛋白胶，可能促进HC恢复。有限的研究显示使用高压氧治疗86%的患者获得完全临床有效率和65%的患者尿BKPyV负荷降低。单中心回顾性系列报道了在膀胱镜下将纤维蛋白胶应用于损伤的膀胱黏膜以达到止血，完全缓解率为83%，大多数病例仅应用1~2次即获得明显改善。

鉴于免疫反应在迟发性HC发病机制中的重要作用，同时缺乏有效的抗病毒药物，有研究试验创新的治疗方法如使用间充质间质细胞（MSC）和过继免疫治疗。MSC有可能刺激组织修复过程，发挥免疫调节和抗炎作用。初步显示了疗效，但尚需进一步验证。

病毒特异性T细胞（VSTs）已显示出对几种病毒感染的治疗效果，有可能是一种有前途的治疗方法。

（二）肾功能障碍

由于ASCT植入较快、并发症的发生率较低以及没有移植物抗宿主病（GVHD）等特点，急性肾损伤（AKI）的发生率低于20%，远远低于allo-SCT。

与AKI相关的原因包括：肾前病变（败血症、植入综合征、SOS/VOD）、肾小球病变（常见于移植相关微血管病变，TMA）、肾小管病变（脱水引起的急性小管坏死、败血症、休克、植入综合征、药物引起的管内阻塞或肿瘤溶解综合征）、肾间质病变（急性GVHD、BK-PvyV或腺病毒感染）和肾后病变（BKPyV或腺病毒膀胱炎阻塞、腹膜后纤维化、淋巴结病变压迫等）。

此外，导致AKI还与一些因素相关，如HSCT前存在糖尿病、高血压和肾损害，以及在预处理方案中使用肾毒性药物（异环磷酰胺、CY、卡铂、顺铂等），抗感染治疗使用具有肾毒性药物（如两性霉素、氨基糖苷类、万古霉素等），以及其他需要ICU住院和机械通气的严重器官损伤。

临床上主要应评估导致肾功能障碍的因素预防、调整和对症支持治疗。

四、肝脏毒性和并发症

肝脏并发症的频率和严重程度在过去十年中明显下降，一些并发症已基本消失，如念珠菌肝脓肿。建立更有效的预防肝窦阻塞综合征/肝静脉闭塞症（SOS/VOD）和移植物抗宿主病（GVHD）（仅见于allo-SCT）的策略明显降低了相关肝脏并发症的发生率及严重程度。此外，抗病毒和抗真菌药物的预防也大大降低了最常见的肝脏感染的发生率。详见CACA指南《肝脏保护》分册。

（一）肝窦阻塞综合征（sinusoidal obstruction syndrome，SOS）/肝静脉闭塞症（veno-occlusive disease，VOD）

HSCT后SOS是指HSCT后早期发生的、预处理相关肝毒性导致的一类主要表现为黄疸、液体潴留、肝肿大等特征的临床综合征，重症患者病死率可高达80%。SOS的发病机制尚未明确，目前认为预处理方案相关肝毒性为首要病因。白消安（BU）、环磷酰胺（Cy）、全身放疗（TBI）等对窦隙内皮细胞（SEC）和肝细胞的毒性损伤是SOS发生的直接原因。

1. 危险因素

SOS发病危险因素分为患者相关和移植相关两类。前者主要包括：年龄、体能状况、移植前肝病史/肝功能异常、疾病进展状态、地中海贫血、铁过载、腹部放疗史、应用吉妥珠单抗或奥加伊妥珠单抗等。后者主要包括：allo-SCT（相比ASCT）、HLA不合/单倍型移植、二次移植、移植物非去T细胞、含BU或TBI预处理、氟达拉滨、CNI联合西罗莫司预防GVHD等。识别危险因素或构建前瞻性风险评估模型有助于SOS的早期预测和预防。

2. 诊断、分级及鉴别诊断

典型SOS多发生于HSCT后21天内，迟发型可发生于21 d后。可隐匿发病，也可急骤进展。主要临床表现包括右上腹压痛、黄疸、痛性肝肿大、腹水、体重增加、水肿等。实验室检查可见高胆红素血症、转氨酶升高、难以解释的血小板减少等。影像学（推荐多普勒超声）检查可发现肝肿大、腹水、胆囊壁水肿、肝/门静脉血流减慢或反向血流、门静脉增宽等。轻症患者呈自限性，重症者可出现肾、肺、心脏等多器官功能衰竭（MOF），预后凶险。

肝组织活检病理是诊断金标准，但在移植早期实施出血风险大，不常规推荐。有经验的单位可选择经颈静脉肝活检或测量肝静脉压力梯度（HVPG）辅助诊断。近年以瞬时弹性成像技术（TE）进行肝硬度检测（LSM），预测和诊断的敏感性及特异性较高。目前尚无具有预测或诊断意义的生物学标志物。SOS临床诊断多依据修订的西雅图（Seattle）或巴尔的摩（Baltimore）标准。2016年欧洲骨髓移植学会（EBMT）提出的SOS标准具有较好的实用性。儿童SOS的标准与成人不同。

推荐采用美国血液学会SOS分级标准及EBMT分级标准进行严重程度分级。

SOS需要与多种疾病鉴别：肝脏急性移植物抗宿主病（GVHD）、病毒性肝炎、药物性肝损伤、毛细血管渗漏综合征（CLS）、移植相关血栓性微血管病（TA-TMA）等。

SOS的诊断标准、疾病严重程度分级和鉴别诊断详见《造血干细胞移植后肝窦阻塞综合征诊断与治疗中国专家共识》(2022年版)。

3. 预防

(1) 一般原则

预先评估确定HSCT前存在和治疗过程中的VOD风险因素。避免SOS危险因素,包括祛铁治疗、避免肝炎活动期进行HSCT、预处理方案调整(减低强度、药代动力学指导BU用药、分次TBI等)、避免合用肝毒性药物、警惕某些药物应用(CD33/CD22单抗等)增加SOS风险;液体平衡管理(避免超负荷,同时维持有效血容、避免肾灌注不足);HSCT后早期应监测体重、体液平衡、腹围、肝功能等变化。

(2) 预防药物

①熊去氧胆酸(UDCA):目前UDCA在国内外已得到普遍应用。推荐用法:UDCA 12~15 mg/(kg·d),移植前开始服用,移植后100 d停药。②普通肝素或低分子量肝素:临床应用和试验研究较多,RCT及荟萃分析(包括儿童及成人)结论不一,国内应用较多。前列腺素E1(PGE1)相关RCT研究缺少一致性结论,国内应

用较多。③中成药：复方丹参、复方川芎嗪等，国内部分移植中心有应用经验。④去纤苷（DF）：提取自猪肠黏膜的一种单链多聚脱氧核苷酸复合物，机制尚未完全阐明。DF是目前国外唯一获批的SOS治疗药物，尚未批准用于预防，但多个预防的RCT研究结果令人鼓舞。荟萃分析显示，DF预防组SOS发生率显著低于对照组。除降低SOS发生率外，DF还可降低SOS相关死亡率及急性GVHD发生率。推荐用法：DF 6.25 mg/kg，每6 h 1次，每次维持2 h静脉给药，自预处理开始用药，移植后30 d停药。

SOS常规预防可选用UDCA、普通或低分子肝素、前列腺素E1及中成药等，也可联合用药；高危患者如有条件可选用DF预防。建议各中心根据各自经验选用。

4.治疗

进行严重程度分级有利于分层治疗。重度及极重度患者应立即启动特异性治疗。轻、中度患者接受支持治疗，严密观察并根据病情变化及时调整治疗方案，以防病情恶化。

（1）支持治疗

每日监测患者体重、腹围、尿量、出入量等，评估病情及治疗反应。去除可疑诱因，严格管理水钠摄入，利尿，输注白蛋白、血浆或成分血，维持循环血量和肾灌注。胸/腹腔大量积液时，可适度抽液以减轻压迫。低氧状态时给予氧疗或机械通气。必要时镇痛治疗，合并肾功能衰竭时进行血液透析或滤过治疗。重症患者建议转重症监护病房（ICU）或进行多学科会诊（MDT）。

（2）特异性治疗

常用药物有 DF、重组人组织型纤溶酶原激活物（rh-tPA）、糖皮质激素等。

1）DF：DF 是欧美国家唯一批准的重度 SOS 治疗药物，疗效和安全性已被多个较高质量的临床研究证实。完全缓解（CR）率为 25.5%~55.0%，100 d 生存率为 38.2%~58.9%（不伴 MOF 者达 71.0%），儿童疗效优于成人，主要不良事件为出血（肺、消化道）。推荐用法：6.25 mg/（kg·h）（2 h 静脉滴注），依据治疗反应用药 2~3 周。有出血风险患者，可根据经验酌情减量。获得 CR 或发生严重出血时，可停药观察。

2）rh-tPA：属丝氨酸蛋白酶，与纤维蛋白结合后，诱导纤溶酶原转化为纤溶酶，降解纤维蛋白，发挥溶栓活性。较早期的国外指南将其列为不能获得 DF 时的可选择药物之一，后基于较高的严重出血风险（近30%）而不再推荐。近年国内陈峰等以低剂量rh-tPA（10 mg/d）为主方案治疗16例HSCT后重度/极重度SOS，CR率及100 d生存率均达到75%，无严重出血相关死亡。

3）糖皮质激素：早期应用有一定疗效。甲泼尼龙（MP）0.5 mg/kg，每日2次，反应率为63%，100 d生存率为58%。Myers等应用MP治疗儿童SOS（500 mg/m^2，每日2次），反应率为66.7%。应用时应警惕增加感染风险。

4）治疗无反应、进展的SOS患者，如有条件，可尝试经颈静脉肝内门体静脉分流术（TIPS）、肝移植等挽救治疗。

建议采取分层治疗策略，需特异性治疗的患者在支持治疗基础上可加用DF。目前DF尚未在国内上市，各中心可根据各自经验选择低剂量rh-tPA、糖皮质激素等治疗，鼓励开展相关的临床试验研究。

（二）ASCT后肝炎

尽管HSCT后肝脏并发症的发生率降低，但仍有多种原因导致血清谷丙转氨酶（ALT）升高。除了急性病毒性肝炎外，还必须考虑其他非传染性原因。

1.药物性肝炎

HSCT过程中导致药物性肝炎的药物多种多样，常见的包括三唑类抗真菌药、棘白菌素类抗真菌药、氟喹诺酮类抗生素、脂质体两性霉素B、磺胺类药物、环孢素或他克莫司、雷帕霉素、抗惊厥药物、非甾体抗炎药、对乙酰氨基酚、抗抑郁药、雷尼替丁、阿莫西林克拉维酸钾、降压药+降脂药+口服降糖药等，常为肝细胞性肝炎和/或胆汁淤积，严重者甚至导致肝衰竭。

2.自身免疫性肝炎（autoimmune hepatitis，AIH）

AIH主要发生于allo-SCT患者，同时需要与肝脏GVHD鉴别，因为二者发病机制、临床表现和生物学变化是相同的。AIH通常仅轻度黄疸；仅表现为疲乏、不适，甚至无症状；门脉区炎性浸润，常突破肝叶；可表现为肝硬化；ASCT中-中度增高；GGT显著增高；AIH-2（ALKM，ALC-1）型自身抗体阳性。AIH对糖皮质激素的治疗很敏感。

（三）肝硬化和肝细胞癌

1.肝硬化

失代偿性肝硬化是HSCT的禁忌证，此类患者清髓性预处理后SOS的发生率明显增高。HBV感染患者

HSCT后肝硬化的发生率异常增多；HCV感染者的发病率约为11%（15年）和20%（20年）；HEV感染者肝硬化的发生率未知，但近年来报道的病例数迅速增加。

2.肝细胞癌

慢性丙型肝炎患者20年时每年新发病例为5%；这些患者应每六个月按照指南接受肝脏超声扫描监测。

五、内皮细胞起源的早期并发症

内皮细胞起源的早期并发症是移植后发生的具有以下共同特征的一组并发症：①在HSCT后出现的时间较早（发生于移植后0天至+100天）。②诊断通常基于相关的体征和症状，被归类为综合征。由于临床表现与其他并发症重叠/交叉，造成鉴别诊断困难。③这些并发症的发病机制似乎均始于毛细血管水平，继发于内皮损伤的促炎和促血栓状态，最终临床表现为全身性疾病或累及一个或多个器官。④如果处理不当，可能演变成不可逆转的多器官功能障碍综合征、多脏器功能衰竭（MODS/MOF）。临床上常见的"内皮细胞起源的早期并发症"包括：

（1）肝窦阻塞综合征（sinusoidal obstruction syndrome，SOS）/肝静脉闭塞症（veno-occlusive disease，

VOD），详见"肝脏毒性和并发症"。

（2）毛细血管渗漏综合征（capillary leak syndrome，CLS）。

（3）植入综合征和围植入期综合征（engraftment and peri-engraftment syndrome，ES 和 peri-ES），围植入期综合征（peri-ES）限于脐血移植后。

（4）弥漫性肺泡出血（diffuse alveolar hemorrhage，DAH）。

（5）移植相关的血栓性微血管病（thrombotic micro-angiopathy associated with HSCT，TA-TMA），主要发生于allo-SCT。

（6）后侧可逆性白质脑病综合征（posterior reversible leukoencephalopathy syndrome，PRES）。

（一）植入综合征（ES）

ES是HSCT后中性粒细胞恢复初期发生的一种临床综合征，其临床上可以表现为非感染性发热、斑丘疹、体重增加、非心源性肺水肿，甚至可出现多器官功能衰竭。儿童和成人 ASCT 和allo-SCT后均可发生，但 ASCT 后更易发生，且儿童及成人的预后存在差异。在allo-SCT 后由于 ES 的临床表现与急性移植物抗宿主病

（aGVHD）相似，加大了临床上诊断及鉴别诊断的难度。

1.发病机制

其发病机制可能是系统性血管内皮损伤后释放大量促炎性细胞因子（IL-2，TNF-α，IFN-γ，IL-6），M-GSF，EPO以及中性粒细胞脱颗粒和氧化代谢产物所介导。在某些病例，合并应用G-CSF，促进了其发展。

2.临床表现

在植入开始的前后（中性粒细胞计数超过 $0.5×10^9$/L 的第一天）出现：①典型表现（主要标准）包括：发热大于等于38.3℃而耐受性良好；皮疹（>25% 体表面积）；肺水肿（非心源性）/低氧；CRP值突然增高（≥20mg/dL）等。②偶发表现（次要标准）包括：体重增加（>2.5%）；肌酐增高（≥2×正常值）；肝功能损伤（胆红素≥2mg/dL 或 AST/ALT ≥2×正常值）；腹泻；脑病。

3. 诊断标准

（1）Spitzer（2001）标准：在中性粒细胞植入的96小时内符合3个主要标准或2个主要标准+1个次要标准；该标准特异性高但较为复杂。

（2）Maiolino（2003）标准：非感染性发热+其他主

要标准或植入前 24 小时内出现非感染性腹泻；该标准简易且特异性较高。

4. 发生率和危险因素

ES 主要发生于自体造血干细胞移植，allo-SCT（特别是非清髓性，NMA）也可见到。基于不同人群分析和采用不同诊断标准，其发生率报道 5%~50%。

报道中较多见的相关因素包括：

（1）ASCT 患者，之前未接受强烈化疗（如 AID、AL、POEMS、乳腺癌等）。

（2）预处理强度（NMA < MEL < BEAM < CY/TBI）。

（3）骨髓瘤患者中，之前给予硼替佐米或来那度胺治疗；近期报道之前接受免疫检查点抑制剂（PD-1 单抗）治疗的复发/难治经典的霍奇金淋巴瘤（cHL）患者，ASCT 期间 ES 的发生率超过 60%。

（4）应用外周血干细胞或 G-CSF。

5. 鉴别诊断

脐血移植后需要鉴别围植入期综合征（peri-ES），而 allo-SCT 后鉴别超急性、急性 GVHD。

6. 预防

在具有高危发生因素的患者，如输注造血干细胞粒–巨噬细胞集落形成单位（CFU-GM）大于 $10\times10^9/kg$ 或 CD34+细胞大于 $10\times10^9/kg$，避免使用 G-CSF。

7.治疗

（1）疑诊时，立即停用 G-CSF。

（2）ES 一般为自限性疾病，轻症患者不治疗可以自行恢复，但是发生呼吸衰竭需要气管插管呼吸机辅助通气治疗的患者病死率较高。对于 ASCT 后发生轻度 ES 的受者，如表现为短期低热、少量皮疹，在血液系统完全恢复及停用生长因子后，大多数症状可自行消失，因此一般不需要治疗；对于临床症状较重、肺部受累的 ES 患者则需要积极治疗。

（3）如果抗生素应用超过 48 小时而无感染证据，给予甲泼尼龙 1 mg/kg（q12h，3d），1 周内停用。

（4）糖皮质激素停用后，可见部分 ES 复发，可再次应用糖皮质激素。

（5）早期诊断和治疗，CR 率可达 90%；而延迟治疗部分患者可发展为 MOF。

（二）毛细血管渗漏综合征

特发性全身毛细血管综合症（CLS）是一种表现为低血压/低灌注、低白蛋白血症和严重全身性水肿（克拉克森病）的少见临床危象。这些表现通常通过类固醇、血管加压药、补充晶体和胶体治疗获得缓解，但一些患者可能在恢复期因心肺衰竭而死亡。

在HSCT中，应用IL-2、IL-4、TNF-α、GM-CSF和G-CSF后也出现了非常类似的临床表现。

1.发病机制

发病机制有多种假设，目前认为内皮损伤是引起毛细血管损伤的主要原因。在这些患者中观察到的高水平的VEGF和血管生成素-2（血管通透性的强诱导剂）可能发挥作用。

2.诊断标准

HSCT过程中的诊断标准包括：

（1）HSCT后早期（≈10～11天）发生。

（2）24小时内体重无明显原因增加3%。

（3）应用速尿（至少1 mg/kg）24小时后评估出入量平衡。

3.发生率和危险因素

主要见于儿童，且主要发生于allo-SCT中。真实发生率未知（诊断标准不统一），目前最大系列报道的发生率为5.4%。与G-CSF的使用无关，但在接受G-CSF

治疗超过5天的患者中发病率较高。

4. 治疗

无特异性治疗，主要在于早期诊断和对症支持治疗。

（1）怀疑诊断时，立即停用G-CSF。

（2）糖皮质激素和支持性治疗（儿茶酚胺、胶体和血浆）。

（3）有个案报道贝伐珠单抗治疗获得迅速改善。

（4）67%的患者需要进入ICU，47%的患者需要机械通气支持。

总的说来，虽然内皮功能障碍综合征罕见，但当其发展为MODS/MOF时，预后很差。因而HSCT医生应了解其主要表现，以利早期诊断。鉴于现有治疗措施的有效性有限，因而主要策略为预防（减少或避免危险因素）和早期诊断。

六、非感染性肺部并发症

肺损伤在HSCT后常见，其发生率高达25%~55%，可发生于HSCT数月到数年内，是HSCT后主要的死亡原因之一，特别是占到allo-SCT后非感染性死亡率的约50%。既往HSCT后约半数的肺部并发症是继发于感染，但广谱抗生素合理和有效的应用大大降低了肺部感染的发生率。HSCT后的非感染性肺损伤可能由免疫或非免疫机制介导。详见CACA指南《肺脏保护》分册。

HSCT后观察到的任何呼吸道/肺部并发症都应通过系统、综合的检查流程评估，进行诊断和鉴别诊断。包括：

1.无创检查

血液样本培养和抗原测定，痰培养、鼻咽拭子检测巨细胞病毒（CMV）、呼吸道合胞病毒（RSV）、军团菌、耶氏肺孢子虫（PJ）、副流感病毒（PIV）、腺病毒（ADV），以及尿病原学检查和胸部x线检查。

2.若以上检查均为阴性

可给予经验性治疗[无统一共识/标准；有的中心在支气管肺泡灌洗（BAL）前开始经验性治疗，但许多中心更推荐在BAL后开始治疗]。

3.若2~3天内对经验性治疗无反应[或半乳甘露聚糖（GM）+]

（1）高分辨率胸部计算机断层扫描（HRCT）。

（2）纤维支气管镜（FOB）检查包括支气管抽吸和BAL：PCR检测军团菌、支原体、衣原体、疱疹病毒（全部）、多瘤病毒、ADV、细小病毒、肠道病毒和呼吸道病毒等，以及GM试验；近年来宏基因组病原学二代测序（NGS）检测提高了病原学检查的敏感性。

4.特定病例

在某些特定的病例中，可考虑经支气管活检。

经过这些流程的检查，诊断率可超过80%，其中超过60%的诊断通过非侵入性技术即可实现。对于病原菌的检测，早期FOB（5天内）比晚期FOB更好。FOB并发症的风险为5%。

（一）由于液体超负荷导致的肺水肿

HSCT后由于液体超载（FO）导致的肺水肿（PE）并非少见。常见于HSCT后的第一天，约60%的患者存在液体超负荷（FO）；但肺水肿（PE）的发生率并不确切，其发生率有可能超过20%。

临床表现为体重增加，中度呼吸急促，干咳，中度低氧血症等。体重增加、心胸指数增高和肺底爆裂音和水泡音时应怀疑PE。确诊需要肺动脉压力检查（尽管仅少数情况需要）。需要与心力衰竭（之前蒽环类药物毒性和预处理应用环磷酰胺）、内皮功能障碍综合征如SOS，CLS，ES等、呼吸道感染和输注反应等鉴别。治疗包括限制高盐性液体输入和利尿。

（二）特发性肺炎综合征（idiopathic pneumonia syndrome，IPS）

IPS是表现为广泛的肺泡损伤而缺乏活动性下呼吸道感染、心脏或肾脏功能障碍和医源性液体过载的临床综合征。临床特征包括HSCT后+20天左右发生的发热和干咳，呼吸困难，呼吸急促，低氧血症，啰音，X线或CT扫描的弥漫性肺泡或间质浸润。

IPS的病理生理复杂。实验模型的数据支持IPS是由不同而又相互关联的两个免疫途径介导的肺损伤，包括T细胞轴和炎症细胞因子。这两个炎症途径最终导致免疫细胞聚集到肺部，发生组织损伤和功能障碍。

1.诊断

诊断为排他性诊断。

（1）有广泛的肺泡损伤证据。

（2）无活动性下呼吸道感染依据。

（3）缺乏心脏功能不全、急性肾功能衰竭或医源性液体过多等可导致肺功能异常的病因。

2.发生率、发生时间和危险因素

20年前其发生率为20%~25%。由于建立严格的诊断流程同时感染性病原体的诊断方法的改进，其发病率明显下降。allo-SCT过程中IPS的发生率明显高于AS-CT。目前allo-SCT中的发生率低于10%（清髓性移植约8%而降低预处理剂量allo-SCT的发生率约2%。）

多发生于HSCT后的+120天内，通常在+18天和+21天之间（20年前：多在+40到+50天左右）。可观察到晚期IPS，但属于个别例外。

发生的危险因素包括年龄较大、Karnofsky指数小于90、诊断到移植的间隔时间较长、清髓性预处理或TBI（≥12 Gy）、HLA不相合、甲氨蝶呤预防GVHD、既往病毒感染以及白血病以外的其他恶性肿瘤等。

3. 治疗

（1）支持治疗：包括氧疗（必要时机械通气）；经验性广谱抗生素应用；严格控制液体平衡/血液滤过等。

（2）特异性治疗：IPS中的肺损伤可通过两种途径发生，即TNF-α/LPS依赖性和IL6/IL17依赖性。针对发病机制的治疗包括：甲泼尼龙小于等于2 mg/（kg·d）；如无明确回应，应尽快考虑肿瘤坏死因子受体的竞争性抑制剂-依那西普0.4 mg/kg，每周两次（最多8次）联合甲泼尼龙小于等于2 mg/（kg·d）。其他试验性药物包括抗IL-6单抗：单抗托珠单抗（Tocilizumab）或抗IL17单抗布罗达利尤单抗（Brodalumab）。

尽管诊断和治疗取得了进展，但在发病后约2周内，IPS的死亡率仍然很高（59%~80%），如果需要机械通气则高达95%。

（三）弥漫性肺泡内出血（diffuse alveolar hemorrhage，DAH）

DAH的发生率为2%~14%，是导致发生急性呼吸衰竭的原因之一，在ASCT和allo-SCT患者中的发生率相似。DAH可能由肺泡毛细血管基底膜损伤发展而来，临床上很难将真正的DAH与感染相关的肺泡出血区分开来。

1.临床表现

通常发生于移植后的第一个月（中位数为23天），通常在植入前阶段；但高达42%的病例为迟发型。除外咯血，其他临床表现与IPS的临床表现相同。

2.诊断

与IPS相同的标准的基础上，BAL检查显示至少三个节段支气管内血性灌洗液或≥20%的含铁血黄素的巨噬细胞（可能需要72小时才能出现），表明肺泡中存在血液。肺泡内出血需要鉴别感染性或非感染性病因，自有后者才是真正的DAH。

3.危险因素

TBI和大剂量环磷酰胺（CY）预处理后发病率较高；清髓性（MAC）移植和减低预处理剂量（RIC）移植的发生率相似；与血小板计数无相关性。

4.治疗

（1）应用高剂量甲泼尼龙（250~500 mg q6 小时×5天，然后在2~4周内逐渐减少剂量）和氨基己酸（ACA）进行治疗，但总体反应令人失望。最近的一项研究显示低剂量甲泼尼龙（≤250 mg/d）±ACA取得更好的疗效。

（2）联合因子Ⅶa并未显示改善结果。

（3）尽量避免使用持续正压通气（CPAP）进行机械通气。

5.预后

预后很差，第100天总死亡率高达85%；allo-SCT患者的死亡率明显高于ASCT；早期发生的DAH预后优于晚期发生患者。

七、感染

HDT/ASCT过程中，约90%的患者经历感染，且多半表现为不明原因发热（FUO）。由于留置静脉导管和预处理毒性，特别是黏膜炎和消化道屏障损伤，G+和G-细菌均可能引起发热和感染。细菌性肺炎、肠炎和血行感染（BSI）（包括导管相关BSI）是常见的感染。侵袭性真菌感染和病毒感染，包括疱疹病毒、肝炎病毒感染等，可发生于移植后的较长时间，中性粒细胞减少的程度和持续时间与发生感染的严重程度和复杂性密切相关。中性粒细胞减少小于500/μl且预期超过8天的患者，是发生重度和复杂感染的高风险人群。感染发生可能依赖于基础疾病的种类、之前治疗的时间和类型、先前的感染病史和特定的预处理方案（如核苷类似物或ATG）等多种因素。BEAM等联合化疗预处理方案后患者感染的风险高于单药大剂量美法仑（HDM）。总之，HDC/ASCT治疗的患者高风险发生感染，并且过程复杂。

（一）发热和感染发病前的诊断流程/程序

（1）在无发热或其他感染征象的患者常规监查血培养是不必要的；同样，不推荐通过连续半乳甘露聚糖（GM）抗原或1，3-β-D-葡聚糖检测常规筛查侵袭性曲霉菌病。对于侵袭性曲霉菌感染高危因素的个体化患者，如先前合并曲霉菌感染而目前未给予全身系统性抗霉菌预防治疗的患者，可考虑每周2次GM和/或1，3-β-D-葡聚糖检查监测。

（2）在实施ASCT之前，所有患者均应筛查乙型肝炎病毒（HBV；抗HBc抗体，HBsAg，核酸检测）、丙型肝炎病毒（HCV；抗HCV，核酸检测）、戊型肝炎病毒（HEV；核酸检测）和人类免疫缺陷病毒（HIV；HIV1/2抗体，核酸检测）。对于HBsAg和/或抗HBc抗体阳性的患者，因免疫抑制可能导致病毒再激活和相关疾病，故应强烈推荐监测HBV病毒载量至少至HDT/ASCT后6个月。如果使用利妥昔单抗、来那度胺或硼替佐米等药物维持治疗，监测应持续至这些维持治疗停药6个月以上。

（3）合并呼吸道症状的患者，应筛查呼吸道病原菌（包括SARS-CoV-2）。应在无症状后再实施HDT/ASCT治疗。

（二）发热或感染病例的诊断流程

（1）对于热性中性粒细胞减少（FN）的患者，全面的查体是必需的。

（2）出现发热或其他感染症状的病例，强烈推荐给予两对单独的静脉进行血培养检查。留置中心静脉导管（CVC）的患者，其中一组的血培养标本应来自CVC。

（3）来自于CVC和外周静脉血培养阳性时间的不同（DTTP），通常对于血行感染（BSI）的判断有帮助。DTTP≥2个小时通常提示导管相关的血行感染（BSI）。DTTP对于诊断念珠菌属BSI是有用的方法，其界值在光滑念珠菌（*Candida glabrata*）和其他念珠菌属BSI分别为6小时和2小时。而对于诊断金黄色葡萄球菌（*Staphylococcus aureus*），DTTP未证实有价值。若存在金黄色葡萄球菌和念珠菌属BSI，在允许的情况下应及时拔除CVC，无论其与确切的感染源是否相关。

（4）对于肿瘤患者，X线检查常常不能显像肺部浸润，因而推荐高分辨率/多层螺旋CT扫描（无需增强CT）。推荐用于伴随呼吸道症状或广谱抗生素应用超过72~96小时而持续发热的患者。

（5）对于肺部浸润的患者，在情况允许下，诊断性支气管镜检查、支气管或支气管肺泡灌洗检查（包括组织学、细胞学、培养、抗原检查、核酸检测）有助于诊断。根据症状、临床体征和实验室参数，判断是否需要进一步诊断（如腹部或中枢神经系统影像）。

（6）无发热以及体温过低而有败血症征象的患者，也应如首次发热患者及时启动感染诊断程序和经验性抗生素治疗。

（三）ASCT期间和移植后抗生素预防

1.细菌感染预防

对于植入前预期重度粒细胞减少（中性粒细胞<100/μl）持续时间超过7天的ASCT患者，可以给予预防性抗菌药物使用。

既往多应用氟喹诺酮类药物预防；但目前不支持预防性应用氟喹诺酮类药物的观点越来越多，其原因在于在随机临床试验中多未显示生存获益，同时增加药物应用相关毒性。氟喹诺酮类药物耐药性肠杆菌科增加与社区氟喹诺酮类药物广泛应用相关。若当地在G-细菌中氟喹诺酮类药物的耐药率超过20%，降低了中性粒细胞减少患者的预防效果。

由于艰难梭状芽孢杆菌相关腹泻的发生率在安慰剂组和非达霉素预防组中均较低，不推荐HDC/ASCT后在常规临床路径中使用非达霉素预防艰难梭状芽孢杆菌肠炎。

2.真菌感染预防

（1）侵袭性真菌病（IFD）在ASCT后的发生率较低，并且预防治疗并未显示降低死亡率，特别是对于不推荐具有抗霉菌活性的药物预防性使用。若患者预期会出现重度和长期的免疫抑制，考虑预防性抗真菌治疗。

（2）通常推荐口服复方新诺明（TMP/SMX）（每周2~3次）预防性抗肺孢子虫肺炎（PJP）治疗，口服。若不能使用TMP/SMX，替代的药物包括吸入/静脉阿托伐醌（atovaquone）、戊烷脒（pentamidine）或氨苯砜（dapsone），但这些替代药物在ASCT患者中尚无应用研究。抗PJP预防治疗的持续时间应至少3个月，最好是直至CD4+T细胞计数稳定恢复到大于200/μl。

3. 病毒感染预防

（1）研究显示阿昔洛韦可以有效预防和治疗单纯疱疹病毒（HSV）和水痘带状疱疹（VZV）感染。推荐应用阿昔洛韦预防治疗至少6个月。对于血清学阳性的接受HDT/ASCT治疗的患者，强烈推荐接受灭活VZV疫苗接种。

（2）ASCT患者中巨细胞病毒（CMV）感染（再激活）和CMV病很少见，因而不推荐常规CMV预防。同样，人类疱疹病毒6（HHV-6）和EB病毒（EBV）感染在ASCT不常见，不推荐给予常规预防。定期核酸检测筛查EBV病毒血症，EBV感染的患者中可考虑应用利妥昔单抗"预先清除"（preemptive）治疗。

（3）既往或慢性 HBV 感染的患者，如 HBsAg 和/或 anti-HBc 阳性，ASCT 后发生病毒性肝炎再激活的发生率和病死率较高。既往长期应用拉米夫定预防再激活，但拉米夫定长期应用的耐药率超过70%。目前替诺福韦或恩替卡韦是更常用的抗病毒药物，其耐药率仅1%~5%。即使与预处理方案联合使用，其预防性使用是安全的。推荐在 HBsAg 和/或 anti-HBc 阳性的患者中预防性应用替诺福韦或恩替卡韦并常规定期 HBV DNA 检测以监测病毒再激活。此外，接受激素和抗 CD20 抗体治疗（包括 HDT/ASCT 维持治疗期间）的患者，HBV 再激活的风险也明显增高。

（四）不明原因发热（FUO）的经验性抗生素治疗

HDT/ASCT 后中性粒细胞减少期间针对不明原因发热（FUO）的经验性抗生素治疗，遵循高危发热性中性粒细胞减少症（FN）的管理指南【参照《中国中性粒细胞缺乏伴发热患者抗菌药物临床应用指南》（2020年版）】。

（1）总的说来，一线治疗强烈推荐单药使用广谱抗假单胞菌（Pseudomonas）活性抗生素，如哌拉西林/他唑巴坦，头孢他啶，头孢吡肟，美罗培南，亚胺培南/西司他丁；多利培南、头孢他啶-阿维巴坦或头孢唑兰等尚缺乏系统性的数据。

（2）一线联合抗 G+ 细菌抗生素，包括糖肽类（如万古霉素、替考拉宁）、恶唑烷酮类抗生素（如利奈唑胺）或环脂肽（如达托霉素）也未得到充足的研究，或未显示获益，因而不推荐一线联合使用；包括定植耐万古霉素肠球菌（VRE）或 MRSA 或产 ESBL G- 细菌的患者。对于临床稳定的患者，一线治疗联合氨基糖苷类抗生素也不推荐。

（3）发热大于 96 小时而临床稳定的患者，一般不推荐改变一线抗生素治疗方案。

（4）对于 HDT/ASCT 后 FUO 而临床稳定的患者，并不推荐一线治疗经验性使用抗真菌治疗。对于之前未给予抗真菌预防和预期中性粒细胞减少时间超过 7 天的患者，若接受一线广谱抗细菌抗生素治疗后持续发热超过96 小时，可考虑加用具有抗霉菌活性的抗真菌治疗。在出现感染征象或发热之前已给予了抗霉菌活性的抗真菌预防治疗的患者不适用于该推荐。二线经验性抗真菌治疗优先考虑卡泊芬净或脂质体两性霉素 B。

（五）临床确证的感染

如肺浸润、消化道和会阴感染、中枢神经系统感染、CVC相关感染和侵袭性真菌感染推荐的管理策略和流程参见各自的指南。

八、出血并发症

出血是造血干细胞移植后常见的并发症，约三分之一的患者至少发生过1次出血事件，以皮肤黏膜、泌尿道及消化道出血最为常见；其中致命性出血主要发生部位为肺脏、肠道及中枢神经系统，其发生率为1.1%~3.6%。移植后出血常与感染、移植物抗宿主病（GVHD）、疾病复发等密切相关，是造血干细胞移植患者的主要不良预后因素之一。

（一）发病机制

造血干细胞移植过程中，血小板、凝血因子及血管内皮任意一项或多项异常均可导致出凝血稳态失衡，引起出血。血小板减少是移植后出血的最主要原因之一，主要与骨髓产血小板巨核细胞减少以及血小板破坏增多有关。感染、移植物抗宿主病（GVHD）、复发、植入不良、药物、血栓性微血管病（TMA）等因素均可引起不同程度的血小板减少，CD34+细胞输注量不足可导致巨核系重建延迟，移植类型与供者特异性抗体也是影响血小板重建的重要因素。近年来认为免疫及骨髓微环境异常参与移植后血小板减少的发生。

炎症会诱发出血，主要原因包括单核细胞组织因子释放增加，凝血系统异常活化，蛋白C及蛋白S等抗凝系统受抑制，纤溶酶原激活物抑制剂产生增加。血管内皮在出凝血稳态中发挥重要作用，放化疗预处理、免疫抑制剂、感染、GVHD等因素均可损伤内皮细胞，引起纤维断裂、胶原暴露而直接导致出血，同时释放可溶性血栓调节蛋白及组织因子，启动并放大凝血瀑布，从而消耗性减少凝血相关因子，诱发出血。

（二）诊断要点

1.出血严重程度分级

造血干细胞移植后不同脏器的出血临床表现各异，根据出血的严重程度及持续时间进行总体分级。

表10　造血干细胞移植后出血严重程度分级

评分	临床表现
1	隐血阳性、皮肤淤点或微量阴道出血
2	轻度出血（淤斑、鼻出血、黑便、轻度血尿等）
3	引起红细胞压积急剧下降且每天需要1单位及以上红细胞输注的出血，或输血后血红蛋白水平无上升的活动性出血

续表

评分	临床表现
4	致命性出血（大面积出血引发严重血流动力学异常或颅内出血、心包内出血、弥漫性肺泡出血等重要脏器出血）

注：轻度出血：持续不超过7 d的2分出血；中度出血：超过7 d的2分出血、持续1~2 d的3分出血；重度出血：持续3 d及以上的3分出血或4分出血

2.移植后血小板减少

通常移植后1个月内巨核系重建（血小板计数大于20×10⁹/L且连续7 d脱离血小板输注）。移植后60 d血小板计数低于50×10⁹/L而粒系及红系重建良好，定义为血小板重建不良；因感染、GVHD、TMA等因素，血小板重建后血小板计数再次降至50×10⁹/L以下且持续7 d及以上，称为继发性血小板减少。少数患者为难治性血小板减少，表现为移植后60 d血小板计数低于30×10⁹/L，重组人血小板生成素（rhTPO）、TPO受体激动剂及其他常规措施（糖皮质激素、丙种球蛋白等）治疗1个月无效。

3.重要出血部位的诊断要点

（1）消化道出血

常与肠道GVHD、感染、重度血小板减少等并发症密切相关。临床表现根据出血部位、速度及出血量而不

同，出现呕血和黑便提示上消化道出血，血便通常是由下消化道出血所致，常伴有腹痛。出血量大时可出现血压下降、脉搏增快等周围循环衰竭的表现。实验室检查包括血红蛋白水平、红细胞压积、血小板计数、凝血指标、血尿素氮、粪便隐血等异常。内镜检查有助于发现消化道病变，确定其部位和性质。对于合并血流动力学不稳的患者，应先积极液体复苏，再考虑行内镜检查。

（2）颅内出血

移植后颅内出血的危险因素包括系统性感染、血小板减少及低纤维蛋白血症等。其症状与出血部位、出血量、出血速度、血肿大小以及患者的一般情况等相关，可有不同程度的突发头痛、恶心呕吐、言语不清、肢体活动障碍和意识障碍，部分患者表现为癫痫发作。影像学检查包括颅脑CT及磁共振；脑电图有助于癫痫的判断。可借助格拉斯哥昏迷量表及美国国立卫生研究院（NIH）卒中量表等评估脑出血部位、病情严重程度，判断预后及指导治疗。此外，还需与颅内感染、肿瘤颅内浸润、脑梗死、药物毒性反应、脱髓鞘病变及血栓性微血管病等情况相鉴别。

（3）弥漫性肺泡出血

参见"内皮细胞起源的早期并发症"。

（4）出血性膀胱炎

参见"出血性膀胱炎和肾功能障碍"。

（三）治疗原则及方案

1.病因学干预

（1）回输足量CD34+细胞（CD34+细胞计数>4×10⁶有助于降低血小板减少风险），allo-SCT移植前供者特异性抗体阳性者建议清除抗体。

（2）积极抗感染、控制GVHD等相关并发症，慎用或停用相关抗凝、骨髓抑制及影响血小板生成与功能的药物。

（3）移植后血小板减少患者，需积极控制诱发因素。输注单采血小板，保证血小板计数在$20×10^9$/L以上，活动性出血患者需维持血小板计数大于$50×10^9$/L。重组人血小板生成素[rhTPO，300 U/（kg·d）皮下注射]可促进巨核细胞生成、分化及血小板释放，也可尝试TPO受体激动剂（艾曲波帕：成人50 mg/d空腹顿服，治疗1周无效者加量至75 mg/d；阿伐曲泊帕：成人起始20 mg/d，治疗1周无效者加量至40 mg/d），维持血小板计数大于$50×10^9$/L。上述治疗方案效果不佳者，可予小剂量地西他滨[15 mg/（m²·d）×3 d]静脉滴注。

部分血小板减少患者合并血小板无效输注，应根据引起无效输注的不同原因分别处理。移植后常见的无效输注与免疫因素相关，包括人类白细胞抗原（HLA）及血小板特异性抗原（HPA）、药物相关免疫性血小板减少等。移植后患者建议输注辐照血小板，可在输注前行HLA、HPA抗体筛查，选择HLA、HPA匹配的血小板输注，或血小板交叉配型，增加血小板的相容性。此外，也可尝试应用静脉丙种球蛋白（400 mg/kg）封闭抗体，利妥昔单抗、血浆置换对部分患者也有一定疗效。

对已知方案均无效的顽固性血小板减少或无效输注的患者，可考虑参加合适的临床试验。

2.出血的治疗

（1）轻度出血

病因学干预及局部对症处理为主。

（2）中度出血

监测血小板、血红蛋白及凝血指标，必要时监测血压、心率、尿量等，警惕隐匿性出血。积极予血小板输注维持血小板计数>50×10^9/L。对于血红蛋白短期内下降超过20 g/L或有明显贫血症状的患者，及时予以红细胞输注。有显著凝血异常伴活动性出血的患者应注意筛查

155

DIC，予以血浆输注（首选新鲜冰冻血浆，其凝血因子Ⅴ、Ⅷ含量高于冷冻血浆）。可根据患者凝血因子和纤维蛋白原水平选择性输注冷沉淀、纤维蛋白原或凝血酶原复合物。若出血症状未缓解，予重组人凝血因子Ⅶa（rhFⅦa）（60~120 μg/kg，推荐间隔6~12 h，根据止血效果及血栓风险评估调整剂量）。rhFⅦa可促进凝血酶生成，介导血小板快速活化，在血小板减少条件下也能发挥止血作用，可成功治疗多种移植后出血（肠道、中枢神经系统、肺、泌尿道等）。既往有血栓病史的患者补充血小板及凝血因子时应注意评估血栓风险。

（3）重度出血

建议转至重症监护室，除了中度出血所采取的措施外，还需注意维持水电解质平衡和循环稳定。①监测意识、心率、血压、呼吸、肢体温度、皮肤/甲床颜色、周围静脉特别是颈静脉充盈情况、尿量等，必要时进行中心静脉压、血清乳酸测定。②液体复苏：应立即建立快速静脉通道，建议留置中心静脉导管。根据失血量快速补充足量液体，以纠正循环血量的不足。中心静脉压监测可指导液体输入。③血管活性药物：在积极补液的前提下，可适当选用血管活性药物（如多巴胺或去甲肾上腺素）以改善重要脏器的血液灌注。④内科保守治疗疗效不佳或出血危及重要脏器时，应考虑早期应用rhFⅦa、内镜止血、介入栓塞或外科干预。

（四）具体部位出血管理

移植后出血涉及多系统多器官，应请相关科室协助诊治。参见《造血干细胞移植后出血并发症管理中国专家共识》（2021年版）。

九、静脉血栓栓塞症（venous thromboembolism，VTE）

静脉血栓栓塞症（venous thromboembolism，VTE）是HSCT后常见的严重并发症，不仅降低了HSCT患者的生存质量，同时也降低了HSCT患者的长期生存率。HSCT后VTE主要包括深静脉血栓形成（deep venous thrombosis，DVT）、肺血栓栓塞症（pulmonary thromboembolism，PTE）、导管相关血栓形成（catheter-related venous thrombosis，CRT）和浅静脉血栓形成（superficial vein thrombosis，SVT）等。HSCT患者VTE发生率升高与恶性疾病本身、免疫抑制及免疫紊乱状态、高感染风险、合并用药多等诸多因素有关。

研究显示ASCT和allo-SCT患者VTE发生风险分别

是一般人群的 2.6 和 7.3 倍；荟萃分析显示 HSCT 后 VTE 的总体发生率约为 5%。HSCT 后 VTE 大多发生于造血干细胞植入后，中位发生时间为移植后 98.5~480 天。由于深静脉置管的普及，HSCT 后最常见的 VTE 类型为 CRT，其次为 DVT，PTE 相对少见。详见《造血干细胞移植后静脉血栓栓塞症诊断与防治中国专家共识》（2022 年版）。

（一）ASCT 后 VTE 的预防

除外多发性骨髓瘤（MM）患者接受沙利度胺或来那度胺或血栓形成风险较高的患者，不建议 HSCT 后常规预防性抗凝，尤其合并血小板减少时。血小板计数恢复后，是否给予预防性抗凝，应根据各中心经验、患者基础疾病及危险因素等确定。

目前尚无 HSCT 后预防性抗凝的大样本临床研究数据资料。接受化疗肿瘤患者的前瞻随机对照研究显示，预防性抗凝可降低 VTE 风险，但不能改善患者的总体生存。血小板减少及出血在 HSCT 后更为常见，抗凝治疗是 HSCT 患者发生出血事件的独立危险因素。研究显示，HSCT 前有 VTE 病史的患者，在血小板植入前暂停抗凝不增加 HSCT 早期 VTE 复发风险。各种抗凝药物在 HSCT

后的安全性及有效性有待积累更多证据加以验证。如需预防性抗凝，可根据各中心经验进行药物选择，

1.预防MM患者血栓

MM患者血栓形成的基线风险高，为5%~10%；在接受免疫调节剂（IMiDs）沙利度胺或来那度胺特别是与地塞米松（DEX）联合治疗的患者中，血栓形成风险增加数倍，VTE发生率可高达30%。目前缺乏MM接受ASCT后VTE风险预测模型。基于在新诊断MM患者中，接受IMiDs治疗进行VTE预防可从中获益，建议有条件的单位可参考新诊断MM患者VTE风险预测的SAVED评分和IMPEDE评分[详见《造血干细胞移植后静脉血栓栓塞症诊断与防治中国专家共识》（2022年版）]；高危患者（SAVED评分≥2分或IMPEDE评分>3分）应进行VTE预防[可用低分子量肝素（LMWH）或直接口服抗凝剂（DOAC）]；低危患者（SAVED评分<2分或IMPEDE VTE评分≤3分）可不预防或仅口服阿司匹林预防。

2.预防导管相关的血栓（CRT）

不推荐对留置输液导管的患者常规进行预防性抗凝。

目前前瞻、随机对照研究未能证实预防性抗凝对CRT预防有益，且可能增加出血风险。根据危险因素评

估CRT发生的风险[详见《造血干细胞移植后静脉血栓栓塞症诊断与防治中国专家共识》（2022年版）]。CRT的预防首先包括适当运动、置管侧肢体的活动以及导管相关危险因素的控制。合并CRT发生危险因素时，应重视监测CRT的临床症状和体征。无CRT症状、体征的患者，不推荐进行常规血管彩超监测。

（二）VTE的诊断和治疗

出现四肢肿胀、发红或压痛的患者应行血管超声检查，表现为胸痛、呼吸困难或不明原因心动过速的患者应行肺血管造影。

1.总体治疗原则

（1）诊断为VTE的患者应进行出血风险的临床评估。

（2）血小板计数大于 50×10^9/L 且评估出血风险不高的患者应开始治疗剂量低分子肝素（LMWH）或依诺肝素（UFH）抗凝治疗。LMWH的使用仅限于肾小球滤过率大于30mL/min的患者，而UFH则用于肾功能受损（肾小球滤过率<30mL/min）或出血风险高的患者。有复发性恶性肿瘤未稳定控制的患者优先选用LMWH。直接口服抗凝剂（DOACs）尚未在HSCT受者中进行评估，

目前不推荐在临床试验/研究外使用。继续使用低分子肝素（LMWH）或改用华法林（如果合并低分子肝素禁忌证）（目标为达到标准INR的2~3倍）进行维持治疗。

（3）最佳抗凝时间尚无标准。癌症相关性静脉血栓栓塞患者建议抗凝3~6个月，如果恶性肿瘤持续存在则需继续治疗。应用IMiDs的治疗时期应持续抗凝治疗。但应注意监测疾病或治疗相关血小板减少的发生。

（4）下腔静脉（IVC）滤器的使用应限于急性深静脉血栓形成和伴有抗凝禁忌证的患者，以及可能在抗凝治疗期间发生肺栓塞的患者。下腔静脉滤器不应用于肺栓塞的一级预防。对于伴有症状的大血栓形成和严重血小板减少症的患者，可输注血小板使其达到$50×10^9$/L的阈值，以便可及时、安全地使用肝素进行抗凝治疗。

2. 导管相关的血栓（CRT）的治疗

（1）CRT的死亡率较低，CRT治疗的目标是减轻症状，防止向更多中心静脉延伸，保留通路和预防慢性静脉狭窄。

（2）拔除导管并不能改善预后；除非导管丧失功能、不再需导管或可能合并感染，尝试保存导管是合理的。同时，通过导管定向溶栓以减少血栓是相对安全、有效的。

（3）无论是否拔除导管，急性CRT患者都需要抗凝治疗。倾向于应用低分子肝素；若存在低分子肝素禁忌证，可以使用维生素K拮抗剂（VKA）。在一项对78例CRT患者进行的前瞻性研究中，在3个月时没有出现新的血栓事件，57%的导管仍有功能。

（4）抗凝的最佳时间尚未确立。目前建议抗凝治疗3个月或直到导管取出，以时间较长者为准。一些临床医生倾向于在拔管后继续抗凝1~2周。

十、血制品输注支持治疗

HSCT过程中血制品输注是必要的支持治疗手段之一。悬浮红细胞（RBCs）和血小板（Platelets）是最主要的血液制品。在临床使用中，多数推荐来源于非移植血细胞减少患者的研究，目前针对移植患者的临床研究较缺乏。

（一）血液制剂的特殊处理（去白与照射）

对于HSCT患者，输注的悬浮红细胞、血小板和新鲜冰冻血浆等血液制剂应该是符合国标标准的去白细胞制品（表11）。去白血液制剂可减少非溶血性发热反应、白细胞抗原同种免疫反应及输血性巨细胞病毒（CMV）

和人T淋巴细胞病毒（HTLV）-Ⅰ/Ⅱ感染等。为预防病毒感染还可以使用病毒灭活血浆，同时尽量避免使用粒细胞制剂。

表11　去白血液制剂标准

一．去白血液制剂品种	白细胞残留量
红细胞制剂（全血、悬浮红细胞、浓缩红细胞）	来源于200mL全血：≤2.5×10^{6}个
	来源于300mL全血：≤3.8×10^{6}个
	来源于400mL全血：≤5.0×10^{6}个
单采血小板	≤5.0×10^{6}个/袋

照射处理血液制剂的目的是预防输血相关移植物抗宿主病（transfusion-associated graft versus host disease，TA-GVHD）。

TA-GVHD是一种罕见的并发症，致死率高达90%以上。这种并发症是由于具有免疫活性的淋巴细胞经输血进入易感受血者体内，在受血者体内存活、增殖并攻击宿主细胞，致使受血者出现发热、皮肤损害、肝功能障碍及骨髓抑制性贫血，淋巴细胞浸润等症状和病理改变；患者可发展为全血细胞减少。HSCT受者发生TA-GVHD的风险高，所以应对使用的血液制剂进行照射。

输注照射血制品持续的时间目前尚无共识。对于ASCT，常规做法是干细胞采集前至少2周，以及ASCT

后至少 3 个月。血液制剂的照射强度为 25~30Gy，不应小于等于 25 Gy 和大于等于 50 Gy。除冰冻解冻去甘油红细胞和新鲜冰冻血浆、冰冻血浆、冷沉淀外所有的血液制剂均应照射处理。

（二）悬浮红细胞（RBCs）

血流动力学稳定的患者血红蛋白浓度 70~80g/L，综合评价各项因素后可考虑输注。对于合并心血管疾病的患者 80~100g/L 可以考虑输注。

患者未出现活动性出血时，红细胞使用剂量根据病情和预期 Hb 水平而定。输注 1U 悬浮红细胞可使体重 60kg 的成年人 Hb 水平提高约 5g/L（或使 Hct 提高约 0.015）。婴幼儿每次可输注 10~15mL/kg，Hb 水平提高 20~30g/L。根据以下公式可对输注效果进行评估：

$$输血后 Hb 增加值 = 输入 Hb 量 \div 血容量$$

$$= \frac{25 \text{ g/U} \times 输入单位数}{体重（kg）\times 75 \text{ mL/kg} \div 1000}$$

当评估结果低于预期值时，需考虑红细胞无效输注情况并查明原因，对发热、感染、出血等原因进行积极对症治疗；若为同种抗体导致无效输注，需要进行抗体鉴定，选择对应抗原阴性的红细胞进行输注。

（三）血小板（Platelets）

对于非自发性出血、非发热患者，当血小板计数小于等于10×10⁹/L时应输注血小板。预防性输注血小板的时机应根据临床情况判断。伴随活动性出血、发热或感染的患者，血小板计数小于20×10⁹/L，应输注血小板。对于发生移植相关特异性并发症、出血风险增高的患者，如aGVHD、黏膜炎、出血性膀胱炎或弥漫性肺泡内出血等，基于临床密切观察的情况下，预防性输注的阈值可进一步提高；在这些情况下，即便血小板计数大于50×10⁹/L，存在明显出血的患者可输注血小板。单采和浓缩血小板都是安全有效的。

血小板输注后宜及时观察患者出血改善情况，通过血小板计数增加校正指数（CCI）和/或血小板回收率（PPR）和/或血栓弹力图（TEG）检测等，实时调整输注剂量。通过以下公式计算CCI值来评估血小板输注效果。

$$CCI_{1小时} = \frac{血小板增加值（个/L）\times BSA（m^2）\times 10^5}{输入血小板总数}$$

两次以上输注后计算1小时CCI值小于7500，考虑患者为免疫因素造成的无效输注，应对患者进行血小板抗体检测。对于这种无效输注，理想状态应当联系当地血液中心进行 HLA 配型，选择 HLA 配合的血小板进行输注，但是这种血小板可选择数量较少。所以一般情况下，在输血前进行血小板的交叉配合实验也是解决免疫因素造成无效输注的有效方式。同时还可尝试包括自体冷冻保存血小板输注（应在造血干细胞移植前的缓解期收集），免疫抑制治疗（如利妥昔单抗），高剂量 IVIg 和血浆置换等方法改善免疫因素造成的无效输注。

（四）白膜（粒细胞浓缩物）

在中性粒细胞减少症期间（中性粒细胞绝对值 $<0.5×10^9/L$）发生危及生命的非病毒感染且抗生素治疗 48h 无效时，可考虑使用辐照粒细胞输血。推荐成人和年龄较大的儿童每次输注剂量为 $4×10^{10}~8×10^{10}$ 个粒细胞，婴幼儿每次输注 $1×10^9~2×10^9$ 个粒细胞/kg。粒细胞输注频率宜参考患者病情，一般每日 1 次，严重感染时可 1 日 2 次，输注 4~6 天，直到感染得到控制。所有的粒细胞都必须经过照射。粒细胞输注的不良反应有发热、寒战、肺部合并症和同种异体免疫；同时更易感染巨细胞病毒，因而供体应该是 CMV 血清学和 PCR 检测阴性的捐赠者。对于尚未完成免疫重建的 ASCT 患者，

输注粒细胞前尤其应充分衡量其利弊。

（五）新鲜冰冻血浆（FFP）

适用于无相应凝血因子浓缩制剂应用时，多种原因导致的凝血因子缺乏，一般PT或APTT大于参考值区间上限 1.5~2 倍，伴有出血，应输注；INR 值>1.5~2.0（肝病 INR 值>1.3），伴有出血，应输注；血栓弹力图（TEG）显示 R 值延长，伴有出血，可输注；通常每次输注剂量为10~15mL/kg。输注后宜及时观察患者出血改善情况，通过 PT 和/或 APTT 和/或 INR 和/或血栓弹力图（TEG）检测等，实时调整输注剂量。

十一、营养支持

接受 HSCT 治疗的患者，存在营养不良/营养失调的风险。营养不良/失调影响临床疗效，可降低 OS，增加感染和免疫并发症的风险，延迟中性粒细胞植入的时间和延长住院时间。

一般来说，ASCT 对营养状况的影响不太明显，一般不推荐长时间营养支持；应对患有严重并发症或已营养不良的患者进行单独评估。总的来说：

（1）欧洲肠内和肠外营养学会（ESPEN）等国际指南均建议在移植入院时进行营养不良筛查，一般建议使用 NRS 2002 工具；每3天进行一次营养重新评估。

（2）考虑对所有既往存在营养不良和/或 BMI 小于18的患者进行营养支持。如果连续3天口服热量摄入量低于基本需求的 60%~70%，就应实施营养支持。仅靠口服摄入支持无法达到营养目标的患者，给予肠内营养（EN）支持；目前尚无标准方案，但每周应注意补充维生素 K。对胃肠道功能衰竭和/或肠内营养不耐受的患者，可给予肠外营养（PN）甚至是全胃肠外营养（TPN）；在提供足量的能量同时，应注意补充脂溶性和水溶性维生素、微量元素和多种维生素。而若口服摄入恢复达到每日所需量的 50% 以后，应考虑停止 EN 或PN。

（3）根据 Harris Benedict 公式（理想体重）或 BA-SA–ROT 表/（25~30千卡/千克理想体重）估算热量需求量。

（4）在胃肠功能正常的情况下，建议口服和肠内营养支持优于肠外营养支持。口服和肠内摄入对保持胃肠道完整性和微生物群平衡具有积极作用；少量口服或肠内食物的摄入有利于黏膜和微生物群的恢复；因而应鼓励患者在整个治疗过程中保持最小的口服摄入量。

（5）无随机对照试验显示免疫营养素如谷氨酰胺、益生菌、ω-3脂肪酸、维生素D或微量元素等显著的有益作用，因此不建议常规使用。

（6）低细菌饮食/低微生物饮食/中性粒细胞减少饮食自20世纪80年代开始采用，方法在各中心之间存在较大的差异，以防止微生物在胃肠道定植而引起的食源性感染的潜在威胁；然而并没有显示出比安全的食品处理和严格的手卫生更有益。

十二、继发第二肿瘤

移植后的继发性肿瘤（SN）难以界定是否与移植相关。HSCT后可能发生三种类型的继发性肿瘤：治疗相关性髓系肿瘤（t-MN），主要发生在ASCT后；allo-SCT后供体细胞白血病（DCL）；第二实体瘤（SSN）可发生于ASCT和allo-SCT之后。其中，发生率较高的主要包括治疗相关髓系肿瘤（t-MN）和第二实体瘤（SSN）。前者为主要，预后很差。造血干细胞移植后的第二实体瘤（SSN）可发生于任何部位和组织，在allo-SCT和AS-CT之后随着随访时间延长而发生率增高；其预后主要取决于肿瘤（癌症）的类型。

1.与治疗相关的髓系肿瘤（t-MN）

t-MN 主要表现为暴露化疗或放疗后发生的 t-MDS 或 t-AML，多数发生于 auto-HSCT 之后而在 allo-SCT 中较少。t-MN 主要与细胞毒化疗和放疗相关，包括 HSCT 前和预处理方案。在广岛/长崎原子弹爆炸幸存者和 1950 年以前受雇的医疗辐射工作者中，电离辐射在髓系肿瘤发展中的作用已得到证实。较明确相关的细胞毒性药物包括烷基化剂、蒽环类、拓扑异构酶 II 抑制剂；抗代谢物和嘌呤类似物的致癌性较小；硫唑嘌呤、甲氨蝶呤、羟基脲和 6-巯基嘌呤的致癌性存在争议。

ASCT 后 t-MN 的累积发生率（CI）在不同基础疾病患者中差异较大。①淋巴瘤患者中 2 年的发生率为 1%，43 个月时为 24%；②乳腺癌、生殖细胞瘤和多发性骨髓瘤的患者 CI 较低；③ID 患者 ASCT 治疗后罕见发生。CI 主要与移植前的细胞毒性治疗和 TBI 的使用密切相关。而 allo-SCT 后 3 年 t-MN 的 CI 仅 0.06%~0.67%。

因而在 ASCT 后的前 10 年，应每年监测全外周血计数（大多数 t-MN 发生在 HSCT 后的 10 年内）；如果出现超出预期的异常改变（如 MCV 增加、血细胞减少、外周血发育不良、单核细胞增多症等），应扩展进行相关的血液和骨髓检测（包括细胞遗传学和 NGS）。

t-MN的疗效较差，中位生存仅6个月；应积极寻找供者和尽早接受allo-SCT治疗；确定治疗策略应考虑先前HSCT的累积毒性。

2.第二实体肿瘤（SSN）

HSCT后SSN的发病机制目前知之甚少。细胞毒性化疗、遗传易感性、环境因素、病毒感染、GVHD及免疫抑制之间的相互作用均可能起作用。ASCT和allo-SCT之后均可发生SSN。非鳞状第二实体癌（乳腺癌、甲状腺癌、脑癌等）与局部放疗或TBI密切相关，通常于HSCT后较长时间（≥10年）发生，且与剂量相关。皮肤、口腔和咽部的鳞状细胞癌与慢性移植物抗宿主病（GVHD）有关，可在HSCT后早期发生。HCV和HPV感染分别与肝细胞癌相和子宫颈癌的发生相关。

SSN的疗效主要取决于第二肿瘤的类型；第二实体癌应按照同类型的原发肿瘤类型来治疗。甲状腺，乳房，前列腺，黑色素瘤，子宫颈等部位的SSN预后较好；口咽，结直肠，膀胱，肾脏，卵巢，子宫内膜等部位的SSN预后中等；发生于胰腺，肺，脑，肝胆，食管等部位的SSN预后较差。

参考文献

1. CLIFFORD P, CLIFT R A, DUFF J K. Nitrogen-mustard therapy combined with autologous marrow infusion. Lancet (London, England), 1961, 1 (7179): 687-690.

2. PEGG D E, HUMBLE J G, NEWTON K A. The Clinical Application of Bone Marrow Grafting. British journal of cancer, 1962, 16 (3): 417-435.

3. DUNNIGAN M G, BROWN A. AUTOLOGOUS BONE-MARROW AND LARGE DOSES OF CYTOTOXIC DRUGS IN THE TREATMENT OF MALIGNANT DISEASE: REPORT OF A CONTROLLED TRIAL. Lancet (London, England), 1963, 2 (7306): 477-479.

4. GORIN N C, NAJMAN A, DUHAMEL G. Autologous bone-marrow transplantation in acute myelocytic leukaemia. Lancet (London, England), 1977, 1 (8020): 1050.

5. APPELBAUM F R, DEISSEROTH A B, GRAW R G, et al. Prolonged complete remission following high dose chemotherapy of Burkitt's lymphoma in relapse. Cancer,

1978, 41 (3): 1059-1063.

6. PHILIP T, CHAUVIN F, ARMITAGE J, et al. Parma international protocol: pilot study of DHAP followed by involved-field radiotherapy and BEAC with autologous bone marrow transplantation. Blood, 1991, 77 (7): 1587-1592.

7. DEL MONTE C, BASSO P, CONSOLI P, et al. Collection of peripheral blood stem cells by apheresis with continuous flow blood cell separator Dideco Vivacell. Haematologica, 1990, 75 Suppl 1: 18-21.

8. BECKER A J, MC C E, TILL J E. Cytological demonstration of the clonal nature of spleen colonies derived from transplanted mouse marrow cells. Nature, 1963, 197: 452-454.

9. REYA T, MORRISON S J, CLARKE M F, et al. Stem cells, cancer, and cancer stem cells. Nature, 2001, 414 (6859): 105-111.

10. CHABANNON C, KUBALL J, BONDANZA A, et al. Hematopoietic stem cell transplantation in its 60s: A platform for cellular therapies. Science translational med-

icine, 2018, 10 (436).

11. CHENG Y, LUO H, IZZO F, et al. m (6) A RNA Methylation Maintains Hematopoietic Stem Cell Identity and Symmetric Commitment. Cell reports, 2019, 28 (7): 1703-1716.e6.

12. YUAN S, SUN G, ZHANG Y, et al. Understanding the "SMART" features of hematopoietic stem cells and beyond. Science China Life sciences, 2021, 64 (12): 2030-2044.

13. LUO M, JEONG M, SUN D, et al. Long non-coding RNAs control hematopoietic stem cell function. Cell stem cell, 2015, 16 (4): 426-438.

14. DIMASCIO L, VOERMANS C, UQOEZWA M, et al. Identification of adiponectin as a novel hemopoietic stem cell growth factor. Journal of immunology (Baltimore, Md: 1950), 2007, 178 (6): 3511-3520.

15. WILKINSON A C, ISHIDA R, KIKUCHI M, et al. Long-term ex vivo haematopoietic-stem-cell expansion allows nonconditioned transplantation. Nature, 2019, 571 (7763): 117-121.

16. HU L，ZHANG Y，MIAO W，et al. Reactive Oxygen Species and Nrf2：Functional and Transcriptional Regulators of Hematopoiesis. Oxidative medicine and cellular longevity，2019，2019：5153268.

17. HOGGATT J，SINGH P，SAMPATH J，et al. Prostaglandin E2 enhances hematopoietic stem cell homing，survival，and proliferation. Blood，2009，113（22）：5444-5455.

18. JUAREZ J G，HARUN N，THIEN M，et al. Sphingosine-1-phosphate facilitates trafficking of hematopoietic stem cells and their mobilization by CXCR4 antagonists in mice. Blood，2012，119（3）：707-716.

19. DONG F，HAO S，ZHANG S，et al. Differentiation of transplanted haematopoietic stem cells tracked by single-cell transcriptomic analysis. Nature cell biology，2020，22（6）：630-639.

20. SNOWDEN J A，S NCHEZ-ORTEGA I，CORBACIOGLU S，et al. Indications for haematopoietic cell transplantation for haematological diseases，solid tumours and immune disorders：current practice in Europe，

2022. Bone marrow transplantation, 2022, 57（8）: 1217-1239.

21. KANATE A S, MAJHAIL N S, SAVANI B N, et al. Indications for Hematopoietic Cell Transplantation and Immune Effector Cell Therapy: Guidelines from the American Society for Transplantation and Cellular Therapy. Biology of blood and marrow transplantation: journal of the American Society for Blood and Marrow Transplantation, 2020, 26（7）: 1247-1256.

22. CARRERAS E D C, MOHTY M, KR GER N, et al. The EBMT Handbook: Hematopoietic Stem Cell Transplantation and Cellular Therapies [Internet]. 7th ed. Springer. 2019.

23. CHANG Y J, PEI X Y, HUANG X J. Haematopoietic stem-cell transplantation in China in the era of targeted therapies: current advances, challenges, and future directions. The Lancet Haematology, 2022, 9（12）: e919-e929.

24. LIU W, JI J, ZOU D, et al. Autologous hematopoietic stem cell transplantation activity for lymphoma and multi-

ple myeloma in China. Bone marrow transplantation，2022. 2022 Dec 17. doi：10.1038/s41409-022-01899-w. Online ahead of print.

25. 中国抗癌协会（CACA）.中国肿瘤整合诊治指南.血液肿瘤篇—成人急性淋巴细胞白血病.天津科学技术出版社，2022.

26. 中国抗癌协会（CACA）.中国肿瘤整合诊治指南.淋巴瘤.天津科学技术出版社，2022.

27. 中国抗癌协会（CACA）.中国肿瘤整合诊治指南.血液肿瘤篇—多发性骨髓瘤.天津科学技术出版社，2022.

28. 中华医学会血液学分会浆细胞疾病学组，中国医师协会多发性骨髓瘤专业委员会.中国多发性骨髓瘤自体造血干细胞移植指南（2021年版）.中华血液学杂志，2021，42（05）：353-357.

29. 中国医师协会血液科医师分会，中华医学会血液学分会.中国多发性骨髓瘤诊治指南（2022年修订）.中华内科杂志，2022，61（05）：480-487.

30. 中国系统性轻链型淀粉样变性协作组，国家肾脏疾病临床医学研究中心，国家血液系统疾病临床医学研究中心.系统性轻链型淀粉样变性诊断和治疗指南（2021年修订）.中华医学杂志，2021，101（22）：1646-1656.

31.中国抗癌协会血液肿瘤专业委员会，中华医学会血液学分会，中国霍奇金淋巴瘤工作组.中国霍奇金淋巴瘤的诊断与治疗指南（2022年版）.中华血液学杂志，2022，43（09）：705-715.

32.邹德慧，范磊.造血干细胞移植治疗淋巴瘤中国专家共识（2018版）.中华肿瘤杂志，2018，40（12）：927-934.

33.中国抗癌协会血液肿瘤专业委员会，中华医学会血液学分会，中国华氏巨球蛋白血症工作组.淋巴浆细胞淋巴瘤/华氏巨球蛋白血症诊断与治疗中国指南（2022年版）.中华血液学杂志，2022，43（08）：624-630.

34.中国抗癌协会血液肿瘤专业委员会，中华医学会血液学分会，中国临床肿瘤学会淋巴瘤专家委员会.套细胞淋巴瘤诊断与治疗中国指南（2022年版）.中华血液学杂志，2022，43（07）：529-536.

35.中国滤泡性淋巴瘤诊断与治疗指南（2020年版）.中

华血液学杂志，2020，41（07）：537−544.

36. 中华医学会血液学分会白血病淋巴瘤学组. 中国成人急性髓系白血病（非急性早幼粒细胞白血病）诊疗指南（2021年版）. 中华血液学杂志，2021，42（08）：617−623.

37. 马军. 中国急性早幼粒细胞白血病诊疗指南（2018年版）. 中华血液学杂志，2018，39（03）：179−183.

38. 中国抗癌协会血液肿瘤专业委员会，中华医学会血液学分会白血病淋巴瘤学组. 中国成人急性淋巴细胞白血病诊断与治疗指南（2021年版）. 中华血液学杂志，2021，42（09）：705−716.

39. DHAKAL B，SHAH N，KANSAGRA A，et al. ASTCT Clinical Practice Recommendations for Transplantation and Cellular Therapies in Multiple Myeloma. Transplantation and cellular therapy，2022，28（6）：284−293.

40. BEKSAC M，HAYDEN P. Upfront autologous transplantation still improving outcomes in patients with multiple myeloma. The Lancet Haematology，2022. Dec 15：S2352−3026（22）00360−X. doi：10.1016 / S2352−3026（22）00360−X. Online ahead of print.

41. 隋伟薇，邹德慧，安刚，等.多发性骨髓瘤患者自体造血干细胞移植后长期随访的单中心结果.中华血液学杂志，2017，38（06）：499-504.

42. 耿传营，杨光忠，王国蓉，等.自体造血干细胞移植治疗初治多发性骨髓瘤的临床分析.中华血液学杂志，2021，42（05）：390-395.

43. 吴琼，刘俊茹，黄蓓晖，等.含硼替佐米方案诱导序贯自体造血干细胞移植治疗多发性骨髓瘤.中华血液学杂志，2019，40（06）：453-459.

44. SUREDA A，GENADIEVA STAVRIK S，BOU-MENDIL A，et al. Changes in patients population and characteristics of hematopoietic stem cell transplantation for relapsed/refractory Hodgkin lymphoma：an analysis of the Lymphoma Working Party of the EBMT. Bone marrow transplantation，2020，55（11）：2170-2179.

45. MOSKOWITZ A J，SHAH G，SCH DER H，et al. Phase Ⅱ Trial of Pembrolizumab Plus Gemcitabine，Vinorelbine，and Liposomal Doxorubicin as Second-Line Therapy for Relapsed or Refractory Classical Hodg-kin Lymphoma. Journal of clinical oncology：official

journal of the American Society of Clinical Oncology，2021，39（28）：3109-3117.

46. ALENCAR A J， MOSKOWITZ C H. Autologous Stem Cell Transplantation in the Management of Relapsed Non-Hodgkin Lymphoma. Journal of clinical oncology：official journal of the American Society of Clinical Oncology，2021，39（5）：467-75.

47. STIFF P J， UNGER J M， COOK J R，et al. Autologous transplantation as consolidation for aggressive non-Hodgkin's lymphoma. The New England journal of medicine，2013，369（18）：1681-1690.

48. CHIAPPELLA A，MARTELLI M，ANGELUCCI E，et al. Rituximab-dose-dense chemotherapy with or without high-dose chemotherapy plus autologous stem-cell transplantation in high-risk diffuse large B-cell lymphoma （DLCL04）：final results of a multicentre，open-label，randomised，controlled，phase 3 study. The Lancet Oncology，2017，18（8）：1076-1088.

49. 王轶，刘薇，黄文阳，等.增强剂量免疫化疗联合一线自体外周血造血干细胞移植治疗年轻、高危侵袭性B细胞淋巴瘤疗效及预后因素分析. 中华血液学杂志，2022，43（03）：215-220.

50. LOCKE F L，MIKLOS D B，JACOBSON C A，et al. Axicabtagene Ciloleucel as Second-Line Therapy for Large B-Cell Lymphoma. The New England journal of medicine，2022，386（7）：640-654.

51. KAMDAR M，SOLOMON S R，ARNASON J，et al. Lisocabtagene maraleucel versus standard of care with salvage chemotherapy followed by autologous stem cell transplantation as second-line treatment in patients with relapsed or refractory large B-cell lymphoma（TRANS-FORM）：results from an interim analysis of an open-label，randomised，phase 3 trial. Lancet（London，England），2022，399（10343）：2294-2308.

52. SHADMAN M，PASQUINI M，AHN K W，et al. Autologous transplant vs chimeric antigen receptor T-cell therapy for relapsed DLBCL in partial remission. Blood，2022，139（9）：1330-1339.

53. FERRERI A J M，CWYNARSKI K，PULCZYNSKI E，et al. Long-term efficacy，safety and neurotolerability of

MATRix regimen followed by autologous transplant in primary CNS lymphoma: 7-year results of the IELSG32 randomized trial. Leukemia, 2022, 36 (7): 1870-1878.

54.HOUILLIER C, DUREAU S, TAILLANDIER L, et al. Radiotherapy or Autologous Stem-Cell Transplantation for Primary CNS Lymphoma in Patients Age 60 Years and Younger: Long-Term Results of the Randomized Phase Ⅱ PRECIS Study. Journal of clinical oncology: official journal of the American Society of Clinical Oncology, 2022, 40 (32): 3692-8.

55.SCORDO M, WANG T P, AHN K W, et al. Outcomes Associated With Thiotepa-Based Conditioning in Patients With Primary Central Nervous System Lymphoma After Autologous Hematopoietic Cell Transplant. JAMA oncology, 2021, 7 (7): 993-1003.

56. MUNSHI P N, HAMADANI M, KUMAR A, et al. ASTCT, CIBMTR, and EBMT clinical practice recommendations for transplant and cellular therapies in mantle cell lymphoma. Bone marrow transplantation, 2021,

56（12）：2911-21.

57. HERMINE O，JIANG L，WALEWSKI J，et al. High-Dose Cytarabine and Autologous Stem-Cell Transplanta-tion in Mantle Cell Lymphoma：Long-Term Follow-Up of the Randomized Mantle Cell Lymphoma Younger Trial of the European Mantle Cell Lymphoma Network. Journal of clinical oncology：official journal of the American So-ciety of Clinical Oncology，2022：Jco2201780.

58. SCHMITZ N，TRUEMPER L，BOUABDALLAH K，et al. A randomized phase 3 trial of autologous vs allogeneic transplantation as part of first-line therapy in poor-risk peripheral T-NHL. Blood，2021，137（19）：2646-56.

59. 焦阳，刘薇，易树华，等. 自体造血干细胞移植和单纯化疗治疗第一次完全缓解期结性外周T细胞淋巴瘤的队列分析. 中华血液学杂志，2021，42（05）：428-31.

60. GAO H，WU M，HU S，et al. Effect of autologous he-matopoietic stem cell transplantation for patients with pe-ripheral T-cell lymphoma in China：A propensity score-

matched analysis. Frontiers in oncology, 2022, 12: 1039888.

61. BRINK M, MEEUWES F O, VAN DER POEL M W M, et al. Impact of etoposide and ASCT on survival among patients aged <65 years with stage II to IV PTCL: a population-based cohort study. Blood, 2022, 140 (9): 1009-19.

62. SAVAGE K J, HORWITZ S M, ADVANI R, et al. Role of stem cell transplant in CD30 + PTCL following frontline brentuximab vedotin plus CHP or CHOP in ECHELON-2. Blood advances, 2022, 6 (19): 5550-5.

63. GARC A-SANCHO A M, BELLEI M, L PEZ-PARRA M, et al. Autologous stem-cell transplantation as consolidation of first-line chemotherapy in patients with peripheral T-cell lymphoma: a multicenter GELTAMO / FIL study. Haematologica, 2022, 107 (11): 2675-84.

64. 黄文阳,邹德慧,隋伟薇,等.一线自体造血干细胞移植治疗30例高危淋巴母细胞淋巴瘤患者临床分析.中华血液学杂志,2014,35(04):332-6.

65.LIU Y，RAO J，LI J，et al. Tandem autologous hemato-poietic stem cell transplantation for treatment of adult T-cell lymphoblastic lymphoma：a multiple center prospec-tive study in China. Haematologica，2021，106（1）：163-172.

66.BALL E D，WILSON J，PHELPS V，et al. Autologous bone marrow transplantation for acute myeloid leukemia in remission or first relapse using monoclonal antibody-purged marrow：results of phase II studies with long-term follow-up. Bone marrow transplantation，2000，25（8）：823-829.

67.SMITH B D，JONES R J，LEE S M，et al. Autologous bone marrow transplantation with 4-hydroperoxycyclo-phosphamide purging for acute myeloid leukaemia be-yond first remission：a 10-year experience. British jour-nal of haematology，2002，117（4）：907-913.

68.SCHLENK R F，TASKESEN E，VAN NORDEN Y，et al. The value of allogeneic and autologous hematopoietic stem cell transplantation in prognostically favorable acute myeloid leukemia with double mutant CEBPA.

Blood, 2013, 122 (9): 1576-1582.

69.MA Y, WU Y, SHEN Z, et al. Is allogeneic transplantation really the best treatment for FLT3/ITD-positive acute myeloid leukemia? A systematic review. Clinical transplantation, 2015, 29 (2): 149-160.

70.HEINI A D, BERGER M D, SEIPEL K, et al. Consolidation with autologous stem cell transplantation in first remission is safe and effective in AML patients above 65 years. Leukemia research, 2017, 53: 28-34.

71. MIYAMOTO T, NAGAFUJI K, FUJISAKI T, et al. Prospective randomization of post-remission therapy comparing autologous peripheral blood stem cell transplantation versus high-dose cytarabine consolidation for acute myelogenous leukemia in first remission. International journal of hematology, 2018, 107 (4): 468-477.

72. YAO J, ZHANG G, LIANG C, et al. Combination of cytogenetic classification and MRD status correlates with outcome of autologous versus allogeneic stem cell transplantation in adults with primary acute myeloid leukemia

in first remission. Leukemia research, 2017, 55: 97-104.

73. YOON J H, KIM H J, PARK S S, et al. Clinical Outcome of Autologous Hematopoietic Cell Transplantation in Adult Patients with Acute Myeloid Leukemia: Who May Benefit from Autologous Hematopoietic Cell Transplantation?. Biology of blood and marrow transplantation: journal of the American Society for Blood and Marrow Transplantation, 2017, 23 (4): 588-597.

74. LI Z, LIU Y, WANG Q, et al. Autologous Stem Cell Transplantation Is a Viable Postremission Therapy for Intermediate-Risk Acute Myeloid Leukemia in First Complete Remission in the Absence of a Matched Identical Sibling: A Meta-Analysis. Acta haematologica, 2019, 141 (3): 164-175.

75. VENDITTI A, PICIOCCHI A, CANDONI A, et al. GIMEMA AML1310 trial of risk-adapted, MRD-directed therapy for young adults with newly diagnosed acute myeloid leukemia. Blood, 2019, 134 (12): 935-945.

76. SHOUVAL R, LABOPIN M, BOMZE D, et al. Risk

stratification using FLT3 and NPM1 in acute myeloid leukemia patients autografted in first complete remission. Bone marrow transplantation, 2020, 55 (12): 2244-2253.

77. RODR GUEZ-ARBOL E, MART NEZ-CUADR N D, RODR GUEZ-VEIGA R, et al. Long-Term Outcomes After Autologous Versus Allogeneic Stem Cell Transplantation in Molecularly-Stratified Patients With Intermediate Cytogenetic Risk Acute Myeloid Leukemia: A PET-HEMA Study. Transplantation and cellular therapy, 2021, 27 (4): 311.e1-.e10.

78. YU S, LIN T, NIE D, et al. Dynamic assessment of measurable residual disease in favorable-risk acute myeloid leukemia in first remission, treatment, and outcomes. Blood cancer journal, 2021, 11 (12): 195.

79. YU S, FAN Z, MA L, et al. Association Between Measurable Residual Disease in Patients With Intermediate-Risk Acute Myeloid Leukemia and First Remission, Treatment, and Outcomes. JAMA network open, 2021, 4 (7): e2115991.

80. NAGLER A，GALIMARD J E，LABOPIN M，et al. Autologous stem cell transplantation（ASCT）for acute myeloid leukemia in patients in first complete remission after one versus two induction courses：A study from the ALWP of the EBMT. Cancer medicine，2022.Jul 26 doi：10.1002/cam4.5039.?Online ahead of print.

81. HOLTER CHAKRABARTY J L，RUBINGER M，LE-RADEMACHER J，et al. Autologous is superior to allogeneic hematopoietic cell transplantation for acute promyelocytic leukemia in second complete remission. Biology of blood and marrow transplantation：journal of the American Society for Blood and Marrow Transplantation，2014，20（7）：1021-1025.

82. SANZ J，LABOPIN M，SANZ M A，et al. Hematopoietic stem cell transplantation for adults with relapsed acute promyelocytic leukemia in second complete remission. Bone marrow transplantation，2021，56（6）：1272-1280.

83. 靳凤艳，邹德慧，王国蓉，等.成人急性淋巴细胞白血病缓解后化疗和自体造血干细胞移植疗效的比较.

中华血液学杂志，2005，（11）：10-13.

84. 丁喆，韩明哲，陈书连，等.86例成人Ph染色体阴性急性B淋巴细胞白血病自体造血干细胞移植疗效及微小残留病检测的临床意义.中华血液学杂志，2015，36（07）：587-592.

85. CLAUDE GORIN N. Autologous stem cell transplantation versus alternative allogeneic donor transplants in adult acute leukemias. Seminars in hematology，2016，53（2）：103-110.

86. NISHIWAKI S，SUGIURA I，MIYATA Y，et al. Efficacy and safety of autologous peripheral blood stem cell transplantation for Philadelphia chromosome-positive acute lymphoblastic leukemia：A study protocol for a multicenter exploratory prospective study （Auto-Ph17 study）. Medicine，2017，96（52）：e9568.

87. 黄走方，许杰，傅明伟，等.成人急性淋巴细胞白血病患者首疗程化疗结束时微小残留病检测对自体造血干细胞移植预后的意义.中华血液学杂志，2019，（02）：105-110.

88. 吕梦楠，姜尔烈，何祎，等.自体与同胞全相合造血干细胞移植治疗 Ph~+急性淋巴细胞白血病的疗效比较.中华血液学杂志，2020，41（05）：373-378.

89.LORCH A，BASCOUL-MOLLEVI C，KRAMAR A，et al. Conventional-dose versus high-dose chemotherapy as first salvage treatment in male patients with metastatic germ cell tumors：evidence from a large international database. Journal of clinical oncology：official journal of the American Society of Clinical Oncology，2011，29（16）：2178-2184.

90.MURARO P A，MARTIN R，MANCARDI G L，et al. Autologous haematopoietic stem cell transplantation for treatment of multiple sclerosis. Nature reviews Neurology，2017，13（7）：391-405.

91.ALEXANDER T，FARGE D，BADOGLIO M，et al. Hematopoietic stem cell therapy for autoimmune diseases – Clinical experience and mechanisms. Journal of autoimmunity，2018，92：35-46.

92.DAS J，SNOWDEN J A，BURMAN J，et al. Autologous haematopoietic stem cell transplantation as a first-line disease-modifying therapy in patients with 'aggressive' multiple sclerosis. Multiple sclerosis (Houndmills,

Basingstoke, England), 2021, 27 (8): 1198-1204.

93.BOFFA G, MASSACESI L, INGLESE M, et al. Long-
Term Clinical Outcomes of Hematopoietic Stem Cell
Transplantation in Multiple Sclerosis. Neurology, 2021.
97 (4): 203.

94.淋巴瘤自体造血干细胞动员和采集中国专家共识
（2020年版）.中华血液学杂志, 2020, 41 (12):
979-983.

95.邹德慧.普乐沙福用于动员自体外周血造血干细胞的
中国专家共识（2021版）.中国肿瘤临床, 2021, 48
(09): 433-439.

96. GOLDSTEIN S L. Therapeutic apheresis in children：
special considerations. Seminars in dialysis, 2012, 25
(2): 165-170.

97.MOREAU P, FACON T, ATTAL M, et al. Comparison
of 200 mg/m2 melphalan and 8 Gy total body irradiation
plus 140 mg/m2 melphalan as conditioning regimens for
peripheral blood stem cell transplantation in patients
with newly diagnosed multiple myeloma：final analysis

of the Intergroupe Francophone du Myélome 9502 randomized trial. Blood, 2002, 99 (3): 731-735.

98. ROUSSEL M, LAUWERS-CANCES V, MACRO M, et al. Bortezomib and high-dose melphalan conditioning regimen in frontline multiple myeloma: an IFM randomized phase 3 study. Blood, 2022, 139 (18): 2747-2757.

99. CHEN Y B, LANE A A, LOGAN B, et al. Impact of conditioning regimen on outcomes for patients with lymphoma undergoing high-dose therapy with autologous hematopoietic cell transplantation. Biology of blood and marrow transplantation: journal of the American Society for Blood and Marrow Transplantation, 2015, 21 (6): 1046-1053.

100. NIETO Y, THALL P F, MA J, et al. Phase II Trial of High-Dose Gemcitabine/Busulfan/Melphalan with Autologous Stem Cell Transplantation for Primary Refractory or Poor-Risk Relapsed Hodgkin Lymphoma. Biology of blood and marrow transplantation: journal of the American Society for Blood and Marrow Transplanta-

tion，2018，24（8）：1602-1609.

101.LIU H，LIU W，LI R，et al. A gemcitabine-based regimen followed by autologous stem cell transplantation show high efficacy and well tolerance in malignant lymphoma. Bone marrow transplantation，2022，57（6）：1017-1020.

102.HUESO T，GASTINNE T，GARCIAZ S，et al. Bendamustine-EAM versus BEAM regimen in patients with mantle cell lymphoma undergoing autologous stem cell transplantation in the frontline setting：a multicenter retrospective study from Lymphoma Study Association（LYSA）centers. Bone marrow transplantation，2020，55（6）：1076-1084.

103.输血反应分类，WS/T 624-2018.2018.

104.RINGD N O，LABOPIN M，TURA S，et al. A comparison of busulphan versus total body irradiation combined with cyclophosphamide as conditioning for autograft or allograft bone marrow transplantation in patients with acute leukaemia. Acute Leukaemia Working Party of the European Group for Blood and Marrow Transplantation （EBMT）. British journal of haematology, 1996, 93 （3）: 637-645.

105. 蔡小矜, 马巧玲, 王玫, 等. 用Flu和Ara-c的改良方案预处理后自体造血干细胞移植治疗急性白血病临床观察. 生物医学工程与临床, 2010, 14 （02）: 146-150.

106. HONG M, MIAO K R, ZHANG R, et al. High-dose idarubicin plus busulfan as conditioning regimen to autologous stem cell transplantation: promising post-remission therapy for acute myeloid leukemia in first complete remission?. Medical oncology （Northwood, London, England）, 2014, 31 （6）: 980.

107. GORIN N C, LABOPIN M, BLAISE D, et al. Optimizing the pretransplant regimen for autologous stem cell transplantation in acute myelogenous leukemia: Better outcomes with busulfan and melphalan compared with busulfan and cyclophosphamide in high risk patients autografted in first complete remission: A study from the acute leukemia working party of the EBMT. American journal of hematology, 2018, 93 （7）:

859-866.

108. ARAI Y, KONDO T, SHIGEMATSU A, et al. Improved prognosis with additional medium-dose VP16 to CY/TBI in allogeneic transplantation for high risk ALL in adults. American journal of hematology, 2018, 93 (1): 47-57.

109. SONNEVELD P, DIMOPOULOS M A, BEKSAC M, et al. Consolidation and Maintenance in Newly Diagnosed Multiple Myeloma. Journal of clinical oncology: official journal of the American Society of Clinical Oncology, 2021, 39 (32): 3613-3622.

110. GAY F, JACKSON G, ROSI OL L, et al. Maintenance Treatment and Survival in Patients With Myeloma: A Systematic Review and Network Meta-analysis. JAMA oncology, 2018, 4 (10): 1389-1397.

111. KANATE A S, KUMAR A, DREGER P, et al. Maintenance Therapies for Hodgkin and Non-Hodgkin Lymphomas After Autologous Transplantation: A Consensus Project of ASBMT, CIBMTR, and the Lymphoma Working Party of EBMT. JAMA oncology, 2019, 5

(5): 715-722.

112.LADETTO M, CORTELAZZO S, FERRERO S, et al. Lenalidomide maintenance after autologous haematopoietic stem-cell transplantation in mantle cell lymphoma: results of a Fondazione Italiana Linfomi (FIL) multicentre, randomised, phase 3 trial. The Lancet Haematology, 2021, 8 (1): e34-e44.

113.PETTENGELL R, UDDIN R, BOUMENDIL A, et al. Durable benefit of rituximab maintenance post-autograft in patients with relapsed follicular lymphoma: 12-year follow-up of the EBMT lymphoma working party Lym1 trial. Bone marrow transplantation, 2021, 56 (6): 1413-1421.

114.ARMAND P, CHEN Y B, REDD R A, et al. PD-1 blockade with pembrolizumab for classical Hodgkin lymphoma after autologous stem cell transplantation. Blood, 2019, 134 (1): 22-29.

115.ZENG Q, XIANG B, LIU Z. Autologous hematopoietic stem cell transplantation followed by interleukin-2 for adult acute myeloid leukemia patients with favorable or intermediate risk after complete remission. Annals of hematology，2022，101（8）：1711-1718.

116. RIZZO J D，WINGARD J R，TICHELLI A，et al. Recommended screening and preventive practices for long-term survivors after hematopoietic cell transplantation：joint recommendations of the European Group for Blood and Marrow Transplantation，the Center for International Blood and Marrow Transplant Research，and the American Society of Blood and Marrow Transplantation. Biology of blood and marrow transplantation：journal of the American Society for Blood and Marrow Transplantation，2006，12（2）：138-151.

117. SAVANI M，GENCTURK M，SHANLEY R，et al. Surveillance Imaging after Autologous Hematopoietic Cell Transplantation Predicts Survival in Patients with Diffuse Large B Cell Lymphoma. Biology of blood and marrow transplantation：journal of the American Society for Blood and Marrow Transplantation，2020，26（2）：272-277.

118. COUZIN C，MANCEAU S，DIANA J S，et al. Vascu-

lar access for optimal hematopoietic stem cell collec-tion. Journal of clinical apheresis，2021，36（1）：12-19.

119.陈瑾，郭彩利，孙春红，等．采用不同血管通路采集自体外周血造血干细胞的安全性及有效性评估．现代检验医学杂志，2015，30（04）：111-114.

120.秦叔逵，马军．中国临床肿瘤学会（CSCO）肿瘤放化疗相关中性粒细胞减少症规范化管理指南（2021）．临床肿瘤学杂志，2021，26（07）：638-648.

121.胡国庆，段亚波．GB15982-2012《医院消毒卫生标准》新变化．中国感染控制杂志，2013，12（01）：1-4.

122.自体造血干细胞移植规范．中国医药生物技术，2022，17（01）：75-93.

123.黄晓军．实用造血干细胞移植．2版．北京：人民卫生出版社．

124.郭彩利，林欢，孙春红，等．自体外周血造血干细胞采集患者临床护理路径的实施．护理学杂志，2013，28（17）：29-31.

參考文獻

125.刘立红.恶性实体瘤患儿行自体外周血造血干细胞采集的护理.天津护理，2014，22（01）：31-32.

126.孙红，陈利芬，郭彩霞，等.临床静脉导管维护操作专家共识.中华护理杂志，2019，54（09）：1334-1342.

127.马新娟.血液系统疾病护理规范.北京：中国协和医科大学出版社，2022.

128.HONG C H L，GUEIROS L A，FULTON J S，et al. Systematic review of basic oral care for the management of oral mucositis in cancer patients and clinical practice guidelines. Supportive care in cancer：official journal of the Multinational Association of Supportive Care in Cancer，2019，27（10）：3949-3967.

129.张玉.化疗所致恶心呕吐的药物防治指南.中国医院药学杂志，2022，42（05）：457-473.

130.ANGARONE M，SNYDMAN D R. Diagnosis and management of diarrhea in solid-organ transplant recipients：Guidelines from the American Society of Transplantation Infectious Diseases Community of Practice. Clinical transplantation，2019，33（9）：e13550.

131. 金正明. 淋巴瘤自体造血干细胞移植的临床实践优化探索与未来展望. 中国癌症杂志，2022，32（02）：161-171.

132. SIGNORELLI J, ZIMMER A, LIEWER S, et al. Incidence of Febrile Neutropenia in Autologous Hematopoietic Stem Cell Transplant（HSCT）Recipients on levofloxacin prophylaxis. Transplant infectious disease：an official journal of the Transplantation Society，2020，22（2）：e13225.

133. 周晓瑜，黄丽华，金爱云，等. 1例遗传性弥漫性白质脑病合并轴索球样变患者行造血干细胞移植的护理. 中华护理杂志，2020，55（06）：928-931.

134. RODRIGUES J A P, LACERDA M R, GALV O C M, et al. Nursing care for patients in post-transplantation of hematopoietic stem cells：an integrative review. Revista brasileira de enfermagem，2021，74（3）：e20200097.

135. PETERSON D E, BOERS-DOETS C B, BENSADOUN R J, et al. Management of oral and gastrointestinal mucosal injury：ESMO Clinical Practice Guide-

lines for diagnosis, treatment, and follow-up. Annals of oncology: official journal of the European Society for Medical Oncology, 2015, 26 Suppl 5: v139-151.

136. 贾灵芝, 李小丽, 王凤然. 2015版 "MASCC/ISOO/EBMT放化疗及造血干细胞移植者口腔护理专家共识" 解读. 护理研究, 2018, 32 (02): 167-168.

137. 马婷婷, 吴琼, 欧阳静, 等. 中国癌症症状管理实践指南——口腔黏膜炎. 护士进修杂志, 2020, 35 (20): 1871-1878.

138. 常芝晨, 周金阳, 付菊芳, 等. 成人造血干细胞移植后口腔黏膜炎护理最佳证据总结. 护理学杂志, 2022, 37 (04): 45-49.

139. 徐丽, 唐叶丹, 陈琳, 等. 造血干细胞移植联合CAR-T治疗复发难治B细胞肿瘤患者并发症的护理. 护理学杂志, 2018, 33 (17): 32-34.

140. 魏丽丽, 吴欣娟. 多发性骨髓瘤护理实践指南. 中华护理杂志, 2020, 55 (05): 721.

141. LC A. LCA haemato-oncology clinical guidelines. 2015.

142. ARENDS J, BACHMANN P, BARACOS V, et al. ESPEN guidelines on nutrition in cancer patients. Clini-

cal nutrition（Edinburgh，Scotland），2017，36（1）：11-48.

143. 冯淑娴.心理护理对血液病患者抑郁情绪的影响.河南医学高等专科学校学报，2019，31（03）：375-377.

144. 余旻虹，刘逢辰，王丹，等.41例自体外周血造血干细胞移植治疗POEMS综合征的护理.中华护理杂志，2013，48（02）：116-118.

145. 葛永芹，朱霞明.自体造血干细胞移植治疗T细胞淋巴瘤的护理.护士进修杂志，2011，26（20）：1859-1861.

146. 解文君，张帅，刘毅，等.领悟社会支持及应对方式在恶性血液病行造血干细胞移植患者心理弹性与创伤后成长间的中介效应.护理学报，2019，26（03）：73-78.

147. 中华医学会血液学分会.造血干细胞移植后肝窦隙阻塞综合征诊断与治疗中国专家共识（2022年版）.中华血液学杂志，2022，43（03）：177-183.

148. 中华医学会血液学分会.造血干细胞移植后出血并发症管理中国专家共识（2021年版）.中华血液学

杂志，2021，42（04）：276-280.

149.MAQBOOL S，NADEEM M，SHAHROZ A，et al. Engraftment syndrome following Hematopoietic stem cell transplantation：a systematic approach toward diagnosis and management. Medical oncology（Northwood，London，England），2022，40（1）：36.

150. CHRISTOPEIT M，SCHMIDT-HIEBER M，SPRUTE R，et al. Prophylaxis，diagnosis and therapy of infections in patients undergoing high-dose chemotherapy and autologous haematopoietic stem cell transplantation. 2020 update of the recommendations of the Infectious Diseases Working Party（AGIHO）of the German Society of Hematology and Medical Oncology（DGHO）. Annals of hematology，2021，100（2）：321-336.

151.中国中性粒细胞缺乏伴发热患者抗菌药物临床应用指南（2020年版）.中华血液学杂志，2020，41（12）：969-978.

152.内科输血，WS/T 622-2018.2018.

153.全血及成分血质量要求，GB 18469-2012.2012.

154. Mark K.Fung 主编，桂嵘主译. 美国血库协会技术手册. 北京：人民卫生出版社，2020.

155. 杨成民，刘进，赵桐茂. 中华输血学. 北京：人民卫生出版社，2021.

156. 中华人民共和国国家卫生健康委员会. 输血医学术语 WS/T 203-2020：2020.